Anneliese Hager · Auszeit

AF288995

Anneliese Hager, geboren in Mürzzuschlag in der Steiermark, ist Mutter zweier erwachsener Töchter und war nach ihrer Scheidung jahrelang Alleinerzieherin. Sie lebt seit 30 Jahren in der Nähe von Graz, wo sie auch als Geschäftsfrau aktiv ist.

Durch Frau Hildegard Schilhan, die Großmutter väterlicherseits, wurde die Autorin schon in ihrer Kindheit und Jugend mit der Kraft des positiven Denkens, mit Esoterik und Grenzwissenschaften vertraut gemacht. Sie wuchs mit Büchern von Dr. Joseph Murphy und Dale Carnegie auf und erwarb sich auf diese Weise ein Wissen, das ihr später bei der Bewältigung ihrer schwierigen Lebensumstände half.

Anneliese Hager

Auszeit

April 2004
© 2004 Anneliese Hager
Satz und Layout: Buch&media GmbH, München
Umschlaggestaltung: Kay Fretwurst, Spreeau
Herstellung und Verlag: Books on Demand GmbH,
Norderstedt
Printed in Germany
ISBN 3-8334-0511-2

Der Himmel hilft nie einem Menschen, der nicht handelt!

Sophokles

S chon in meiner Schulzeit stand es für mich fest: Einmal werde ich ein Buch schreiben.

Als ich vor einiger Zeit einen Schulfreund von damals traf, lautete seine erste Frage nach der Begrüßung: »Hast du dein Buch schon geschrieben?«

Ich musste verneinen. Ich wusste nicht einmal mehr, worüber ich schreiben sollte. Wenn ich zurückdenke, wie schnell die Zeit vergeht, wie viele Träume verfliegen und welche aberwitzigen Ausflüchte und Ausreden herhalten müssen, um sich vor sich selbst zu entschuldigen, nichts zur Verwirklichung seiner Träume getan zu haben – es ist unglaublich.

Natürlich hatte ich immer viel zu tun. Zuerst arbeitete ich als Direktionssekretärin in einer großen Bank; dann kam die Familiengründung mit zwei lieben Töchtern, die ich (fast) alleine großgezogen habe; ein neuer Berufsbeginn folgte, dann die Scheidung, der Aufbau eines Geschäftes mit meinem neuen Lebenspartner. Dazu kamen ein Hund, zwei Katzen und die Betreuung von Haus und Garten. Ich war sozusagen »General-Manager« für alle und für alles. Und doch war ich nie ganz glücklich, denn Träume blieben unerfüllt, ja rückten in weite Ferne und immer gab es ein Aufschieben auf »später«. Später, wenn mich die Kinder nicht mehr brauchen ... später, wenn die Firma allein läuft (was herkömmliche Firmen in der Regel nie tun) ... später, wenn das Finanzielle erst einmal stimmt ... wenn ich Zeit für mich habe – ja, dann ziehe ich in das Land meiner Träume, in meine zweite Heimat, die Provence, und werde dort mein Buch schreiben.

Dann trat eines Tages Network-Marketing in mein Leben. Ich stand auf der Namensliste von Frau Martine Baumann. Sie war die Mutter eines Schulfreundes meiner ältesten Tochter Verena. Und meine Tochter drängte mich sehr, mir das Marketing-Konzept anzusehen. Da sie ausgesprochen cholerisch veranlagt ist, halfen mir meine Ausflüchte – zum Beispiel dass ich Unterlagen für den Steuerberater fertig stellen müsse, dringende Termine habe, der nächste Elternabend anstünde etc. – nicht lange. Ich sah mir also den Marketing-Plan in Graz an. Und was ich sah, verstand ich zwar nicht ganz, aber es gefiel mir überaus … die positive Atmosphäre, die Menschen, ja ich fühlte mich sehr wohl.

Ich wurde eingeladen, mir ein größeres Treffen anzusehen, ein so genanntes BBS (Business-Building-Seminar), und ich ging ebenfalls hin. Es fand an einem Sonntagnachmittag statt, da hatte ich zufällig Zeit. Auch dort fühlte ich mich trotz der vielen Leute wohl. Und dann hatte ich es plötzlich eilig, ich wollte »starten« und dazugehören, schließlich könnte ich ja etwas versäumen und dann wäre es zu spät für mich. Außerdem erkannte ich die Möglichkeit, meine Träume wahr werden zu lassen. Denn dort wurde mir gesagt: »Das wichtigste ist der TRAUM!« Und ich hatte einen großen Traum.

Ich freute mich sehr darüber, einmal etwas für mich zu tun und mein eigenes Geschäft aufzubauen, denn bisher war ich immer nur für andere da gewesen. Ich erkannte meine Chance.

Das System von Network 21 sagte mir wirklich zu, denn ich arbeitete gerne nach einem System mit Vorgaben, Unterlagen und Terminplänen und – was für mich speziell am Anfang sehr wichtig war – mit persönlicher Hilfe und Unterstützung eines erfolgreichen Teams und meiner Sponsorin, Frau Baumann. Denn so sehr mir auch alles gefiel, ich war im Umgang mit Menschen eher introvertiert, um nicht zu sagen sehr gehemmt. Ich hatte eine große Namensliste, aber ich telefonierte am Anfang überhaupt nicht gerne – ich ließ meine Sponsorin telefonieren und auch die Pläne zeigen. Aber ich war immer dabei und besuchte auch jede Woche den Open-Plan in Graz.

Mich schreckte auch die Vorstellung, einmal irgendwo auf einer Bühne stehen zu müssen. Ich sagte meiner Sponsorin, dass ich alles im und fürs Geschäft tun würde, nur eines nicht, nämlich auf einer Bühne bzw. vor mehr als drei Menschen zu reden.

Ich weigerte mich, mich bei Erreichen meiner ersten Stufe ehren zu lassen. Ich ging nicht auf die Bühne.

Meiner Sponsorin versprach ich jedoch: »Bei der nächsten Stufe.« – Und Versprechen pflege ich zu halten. Trotz weicher Knie und zittriger Stimme schaffte ich dann auch diese Hürde.

Ich hielt mich fortan weiter ans System und besuchte ausnahmslos alle Seminare, Treffen und Open-Pläne, arbeitete hart und erreichte die Stufe »Leaders-Club/12 Prozent«. Durch die Persönlichkeitsentwicklung und die Qualifizierung für Spezial-Seminare wie z.B. bei Prof. Enkelmann oder bei Herrn Karl Heinz Sunitsch, war es mir irgendwann möglich, bei einem Team-Meeting erstmals einen Sprecherteil zu übernehmen. Hatte ich vorher gedacht, nur gerne zu schreiben, so bemerkte ich zu meiner Verwunderung, dass mir auch das Sprechen vor Publikum plötzlich Spaß machte – und diese Freude war auch für andere spürbar. So durfte ich schließlich die ehrenvolle Aufgabe eines MC beim Team-Meeting und später beim Open-Plan übernehmen.

Network-Marketing hatte in mir Seiten zum Vorschein gebracht, von denen ich vorher nie etwas geahnt hatte. Durch das Ausbildungsprogramm von N21 und die Förderung und Unterstützung meiner Upline und meiner Sponsorin sowie durch das Wohlwollen von Führungskräften anderer Linien war ich in meiner Persönlichkeit stark gewachsen.

Ich schaffte irgendwie die Mehrfachbelastung von Beruf, Geschäftsaufbau, Haushalt und Töchtern durch minuziöse Organisation. Ich arbeitete 16 bis 17 Stunden täglich; ich hatte einen Stundenplan, der um sechs Uhr in der Früh begann. Eine halbe Stunde Joggen am Morgen mit meinem Hund war manchmal meine einzige Freizeit. Aber es machte Spaß und die Resultate kamen auch.

Zum Jahresende bekam ich Probleme mit meiner linken Schulter. Vom Open-Plan kannte ich Frau Pommer, eine ausgebildete Masseurin und Therapeutin. Sie massierte mich fortan ein Mal in der Woche und dies war von da an meine »Wohlfühlstunde«.

2002

»2002 wird mein Jahr«, notierte ich am 1. Januar 2002.

Für das Jahr 2002 hatte ich mir viel vorgenommen. In Network-Marketing hatte ich gemeinsam mit meiner Sponsorin meine Ziele festgelegt und schriftlich mit Datum der möglichen Erreichung versehen.

Im Hauptberuf – der Leitung der Trafik, des Geschäftes meines Lebenspartners – kämpften wir Anfang Januar mit der Euro-Umstellung und einem Dreifach-Jackpot. Die Trafik sollte im Herbst 2002 in das zweitgrößte Einkaufszentrum Österreichs übersiedeln. Auch das war ein großes Ziel von uns. Ich verhandelte mit Banken und Steuerberatern, organisierte und schulte neues Personal und dergleichen mehr.

Alles lief wie am Schnürchen.

Ende Januar eröffnete mir meine Älteste: »In zehn Tagen geht mein Flugzeug nach Australien.«

Es traf mich wie ein Donnerschlag. Und alles ging sehr schnell – Reisebüro, Versicherung, nach Wien zur Australischen Botschaft, um das Visum zu holen, dann Einpacken, Verabschiedung von den Großeltern und Freunden.

Am 12. Februar war es so weit – es war bezeichnenderweise Faschingsdienstag (den ich sowieso nie leiden konnte), ich brachte sie zum Flughafen in Graz. Teresa, meine jüngere Tochter, hatte später Schule und fuhr mit. Als Verenas Flug »Graz-Wien-Sydney-Cairns« aufgerufen wurde, war ich in Tränen aufgelöst.

Irgendwie schaffte ich es, Teresa zur Schule zu bringen. Ich hatte diesen Tag Urlaub genommen und räumte zu Hause Verenas Zimmer auf, da es unklar war, wann – und ob überhaupt – sie wiederkommen würde. Ich ging mit dem Hund in den Wald; er wirkte mit seinen fast 14 Jahren zunehmend angeschlagener. Den Rest des Tages verbrachte ich im Bett. Am Abend ging es mir besser.

Zwei Tage später rief sie an – alles sei bestens und sie sei bei ihren Freunden. Übers Internet hielten wir fortan Kontakt.

Ende Februar mussten wir meinen Hund an einem Sonntagvormittag zum Tierarzt bringen – er konnte plötzlich nicht mehr aufstehen. Er bekam Spritzen und eine Salbe für sein Knie; sein Zustand besserte sich jedoch nur leicht und sehr langsam. Ich pflegte ihn und kochte ihm extra kräftigende Suppen und seine Lieblingsspeisen. Wir verlegten ihn in die Veranda, da er es dort ruhiger hatte. Verena hatte ihren Hund Diego auch bei uns gelassen, er war noch jung und sehr verspielt, und so war es besser Tari abzuschirmen; außerdem gab es von der Veranda aus einen Hinterausgang in den Gartenbereich hinter dem Haus. Dort baute ich meinem Hund eine Rampe, um ihm das Stufensteigen zu ersparen.

Die Tage gestalteten sich jetzt zunehmend hektischer. In der Früh nahm ich den jungen Hund mit zum Joggen, mit Tari ging Luis kurz hinaus, meist musste er getragen werden. Vormittag arbeitete ich in der Trafik, erledigte auf dem Heimweg die Bankwege und ging einkaufen. Zu Hause verlegte ich beide Hunde in den Garten. Da Teresa meist länger Schule hatte, ging sich auch noch das Kochen aus, ich räumte auf und erledigte sonstige Kleinigkeiten in der Mittagspause. Bevor ich das Haus verließ, wurden die Hunde wieder »verstaut« – ich erledigte am Nachmittag Termine in der Stadt, Einkäufe für die Trafik, diverse Besorgungen und fuhr wieder ins Geschäft, um den Kassa-Abschluss durchzuführen. Die Buchhaltung und hauswirtschaftliche Tätigkeiten wie z.B. die Wäsche erledigte ich nebenbei. Irgendwie lief eine Zeit lang alles glatt, aber dann kam plötzlich Sand ins Getriebe.

In Network-Marketing hatte ich eine neue Erstlinie, die ich unterstützte. Ende März hatten wir einen Termin für einen Marketingplan südlich von Graz. Schon am Nachmittag verspürte ich ziehende Schmerzen im Rücken- und Bauchbereich. Da ich eigentlich nie krank war, nahm ich so etwas nicht weiter ernst. Ich zeigte nach Geschäftsschluss den Plan und es lief alles bestens. Auf der Fahrt nach Hause kamen die Schmerzen aber verstärkt wieder und mir wurde auch furchtbar kalt. Um zwei Uhr nachts schlief ich auf Grund der Schmerzen noch immer nicht.

Am Morgen hatte ich 38,5 Grad Fieber. Mein Hausarzt empfing mich außerhalb der Ordinationszeiten und diagnostizierte eine schwere Nierenbecken-Entzündung. Ich musste Antibiotika einnehmen und er verordnete zwei bis drei Wochen strengste Bettruhe.

Mittags hatte ich bereits über 39 Grad Fieber und ich hielt mich nur so lange noch aufrecht, bis mein Hund eingeschläfert war – der Termin mit dem Tierarzt war für diesen Tag vereinbart, denn Taris Zustand war täglich schlechter geworden. Die Entscheidung hatte ich mir nicht leicht gemacht, aber ich sah schließlich ein, dass es so besser für ihn war. Meine Eltern kamen von der Obersteiermark zu Hilfe und Christl, meine Nachbarin, kümmerte sich in den nächsten Tagen um mich, den Haushalt und Verenas Hund.

Das Leader-Seminar in der Ramsau Anfang April musste ich absagen.

Nach einer Woche ging es langsam aufwärts. Ich »arbeitete« im Bett, telefonierte vom Bett aus für Network-Marketing, hielt Besprechungen übers Telefon, empfing meine Sponsorin und meine Geschäftspartner. Die Buchhaltung für die Trafik ließ sich ebenfalls auf diese Weise erledigen. Ich hatte Zeit zum Lesen und erholte mich zusehends.

Ich fasste viele gute Vorsätze. So zum Beispiel, mir mehr Zeit für mich zu nehmen, was ich auch gleich umsetzte: Mit Martine Baumann, meiner Sponsorin, fuhr ich für eine Woche in ihre Heimat ins Elsass. Wir hatten Zeit zum Reden und planten für Network-Marketing.

Im Mai ging es weiter bergauf. Die Nachrichten aus Australien waren auch positiv. Verena wollte im August nach Hause kommen, vorher aber mit ihrem Freund mittels Camper-Van Australien von Süd nach Nord über Alice Springs und den Ayers Rock bis hinauf nach Darwin durchqueren. Ich konnte dies nur zur Kenntnis nehmen und hoffen, dass alles gut gehen würde. Sechs Wochen gab es kein Lebenszeichen von den beiden, dann kam eine Nachricht übers Internet aus Darwin – es ging ihnen gut.

Im Juni 2002 hatten wir ein Wochenendseminar in Augsburg – und es war ein tolles Seminar. Ich hatte neue Geschäftspartner mit und es war äußerst motivierend und aufbauend. Durch die Erkrankung im April hatte ich meine Ziele nicht erreicht – aber, wie Viktor Frankl sagt: »Es ist keine Schande sein Ziel nicht zu erreichen, es ist nur eine Schande, kein Ziel zu haben.«

Am 26. Juni landete Verena vorzeitig in Graz. Unsere Freude war groß, obgleich sie schon am Flughafen sagte: »Wenn die kalte Jahreszeit kommt, gehe ich wieder weg.« Irgendwie kam es mir so vor, als ob meine »Mutterpflichten« in »Chauffeur-Dienste« umgewandelt wurden.
Teresa stand eine Nachprüfung in Mathematik bevor, was mich bei ihrer Begeisterung für dieses Fach nicht sonderlich verwunderte.

Der Sommer verging zu schnell. In der Trafik machte ich Urlaubsvertretung; die Vorbereitungen für die Neu-Eröffnung im Einkaufscenter liefen auf Hochtouren; als Eröffnungstag war der 23. Oktober vorgesehen. Es gab noch so viel zu tun.
In Network-Marketing arbeitete ich mit dem Maßband zum Erfolg und mit der Checkliste »Schlüsselperson« und alles lief gut. Ich leistete mir mit Frau Pommer einen Tag in Grado und Udine. Durch die regelmäßigen Massage-Stunden hatte sich zwischen Frau Pommer und mir eine freundschaftliche Beziehung aufgebaut. Ich hatte Achtung vor ihren Fähigkeiten als Masseurin und Therapeutin und vor ihren umfangreichen Kenntnissen hinsichtlich alternativer Heilmethoden wie zum Beispiel der Schüssler-Salze. Wir genossen diesen Tag, hatten viel Spaß und Freude.
Mitte August fuhr ich mit Luis für vier Tage nach Italien, mehr Zeit hatten wir nicht. Dafür mussten wir alles schneller abwi-

ckeln: Einen Tag durch Südtirol über vier Pässe, einen Tag rund um den Gardasee, einen Tag verbrachten wir am Strand von Jesolo und auf dem Nachhauseweg einen halben Tag in Grado. Das war unser Urlaub 2002!

Verena arbeitete den Sommer über täglich elf Stunden in einem Pizza-Restaurant, um sich Geld für die nächste Reise zu verdienen. Teresa lernte manchmal für Mathematik und Diego hielt uns zu Hause auf Trab.

Ab und zu nützte ich unseren Swimmingpool und der Garten wurde meist überfallsartig am Wochenende erledigt.

Jeden Dienstag war ich am Open-Plan und durfte MC sein, was für mich eine große Ehre und Freude bedeutete.

Ende August traf ich die neue Geschäftspartnerin, der ich mit der beginnenden Nierenbecken-Entzündung den Plan gezeigt hatte.

Sie sah mich an und sagte: »Frau Hager, was haben Sie an Ihrer rechten Schläfenseite? Haben Sie ein Überbein?«

Ich war verblüfft und griff an meine rechte Kopfseite. Tatsächlich fühlte ich eine kleine Erhöhung.

»Vielleicht hat mich etwas gestochen, ich habe gestern im Garten gearbeitet«, sagte ich leichthin.

Ich vergaß die Sache – aber nur so lange, bis ich beim Einkaufen erneut angesprochen wurde: »Frau Hager, was haben denn Sie gemacht? Sie sind auf der rechten Seite ganz verschwollen!« Jetzt wurde es schon etwas nervig. Ich fuhr nach Hause und sah in den Spiegel. Vor der rechten Schläfe hatte ich eine kleine Beule.

Dies war an einem Dienstag und am Abend fuhr ich zum Open-Plan. Frau Pommer war Kassiererin für die Open-Plan-Karten. Ich stellte mich vor den Kassatisch, grüßte, strich mir die Haare zurück und fragte: »Frau Pommer, was hab ich da?«

Frau Pommer sah auf, tastete meine rechte Schläfenseite ab, befühlte meine Beule, stellte fachkundig die gleiche Temperatur wie auf der linken Seite fest und meinte schließlich, dass eine einfache Talgverdickung nicht auszuschließen sei, aber ich solle es doch »medizinisch« abklären lassen und bald einen Arzt aufsuchen.

Ich war beruhigt und widmete mich den Vorbereitungstätigkeiten als MC des Open-Plans.

Aber es hatte doch etwas in Frau Pommers Stimme mitgeklungen, das mich bewog, meinen Hausarzt aufzusuchen. Normalerweise gehe ich erst zum Arzt, wenn die Schmerzen nicht mehr auszuhalten sind – wie bei meiner Nierenbecken-Entzündung im Frühjahr. Seit meiner Kindheit war ich bis zu dieser Erkrankung nie krank gewesen und kannte Krankenhäuser nur von einigen wenigen Besuchen.

Ich befragte also meinen Hausarzt. Seine Reaktion werde ich mein Leben lang nie vergessen: Er war schlichtweg überfragt und meinte: »Hier kann nichts sein, zwischen Jochbein und Schläfe gibt es nichts!« Aus seiner ärztlichen Bibliothek holte er ein dickes Buch, blätterte eine Zeit lang darin und stellte schließlich resigniert einen Überweisungsschein für den Röntgenfacharzt aus. Es könne nicht schaden, den Schädel röntgen zu lassen und, so seine Worte, als er mir den Überweisungsschein in die Hand drückte: »Bis Sie einen Termin fürs Röntgen bekommen, ist die Beule schon längst wieder weg!«

Der Röntgen-Termin verzögerte sich tatsächlich durch den Urlaub des Arztes um fast zwei Wochen, aber meine Beule war noch immer zu sehen und manchmal hatte ich das Gefühl, dass sie sich vergrößerte.

Am Donnerstag, 10. Oktober 2002, wurde schließlich mein Kopf geröntgt. Die Bilder ergaben nichts Außergewöhnliches; bei der anschließenden Weichteil-Sonographie meinte der Facharzt nur: »Es ist etwas anders als auf der linken Seite, aber was es ist, weiß ich auch nicht!«

Er empfahl mir schließlich eine Magnet-Resonanz-Untersuchung, klemmte sich selbst hinter das Telefon und bekam für mich einen Termin am selben Tag, was mich sehr verwunderte. Von der Röntgen-Ordination fuhr ich direkt ins Diagnostik-Center. Ich ließ auch dies über mich ergehen, war aber schon etwas genervt, schließlich hatte ich fast den ganzen Tag beim Arzt verbracht, und eine leichte Unruhe breitete sich in mir aus.

Freitag, 11. Oktober 2002 – In der Früh hatte ich einen Termin beim Steuerberater, dessen Büro im Stadtzentrum liegt, wo Parkplätze Mangelware sind. Diesmal war überhaupt keiner zu finden und so fuhr ich in die nahe gelegene Parkgarage. Irgendwie war ich an diesem Morgen nicht gut drauf. Die Stellplätze liegen sehr eng beisammen und ich kam auf der linken Seite ziemlich nahe an die Betonsäule heran. Ich versuchte es besser zu machen, aber es wurde immer schlimmer, es waren nur mehr einige Zentimeter zwischen dem Auto und der Säule. Ich geriet in Panik, bekam einen Schweißausbruch und ärgerte mich wahnsinnig über mich. Schließlich versuchte ich es mit Gewalt – ich geriet zuerst mit der linken hinteren Tür direkt in die Betonsäule, was ein grausiges Geräusch verursachte, aber in der Folge hatte ich etwas Abstand gewonnen. Ich war fix und fertig.

Ich erledigte den Termin und arbeitete am Vormittag in der Trafik. Mittags erledigte ich den üblichen Bankweg und fuhr anschließend zur Massage zu Frau Pommer. Ich erzählte ihr von den Arztbesuchen und dass ich anschließend beim Nachhausefahren den Magnet-Resonanz-Befund abholen würde.

Im Diagnostik-Center musste ich wieder einmal warten.

Um 17 Uhr erhielt ich das Kuvert mit den Bildern und dem Befund; zu diesem Zeitpunkt war jedoch kein Arzt mehr zugegen, um mit mir zu sprechen. Im Treppenhaus öffnete ich den Umschlag und fischte das Befundblatt heraus – es war dicht beschrieben, gespickt mit vielen lateinischen Fachausdrücken, schließlich das zusammengefasste Ergebnis. Das Lateinische verstand ich nicht, aber eine Ziffernfolge fuhr mir durch Mark und Bein: 7,7 x 3,4 x 3,2 cm – ETWAS mit dieser Ausdehnung befand sich in meinem Kopf.

Wie in Trance fuhr ich nach Hause. Meine Tochter Teresa wartete auf mich, wir hatten uns vorgenommen, gemeinsam Möbel für unsere neue Wohnung auszusuchen, die sie bald beziehen wollte. Ich sank richtiggehend auf einen Sessel im Esszimmer, las wieder und wieder das Ergebnis und begann schließlich zu weinen.

Teresa tröstete mich und ich fuhr mit ihr zu IKEA. Auf dem Weg dorthin lag das Diagnostik-Center und im Vorbeifahren schoss mir ein Gedanke durch den Kopf: Hatte ich womöglich vorhin mein Todesurteil abgeholt?!

Nachdem ich mich falsch eingeordnet und in der Folge auch noch verfahren hatte, riss ich mich zusammen und suchte mit Teresa ihre Wohnzimmermöbel aus. Wir nahmen von allen ein Beschreibungsblatt mit, damit sie eventuell auch ohne mich die richtigen Möbel ordern konnte. Wir fuhren nach Hause. Luis rief an und fragte mich nach dem Befund, ich sagte nur, dass es nicht gut aussah. Zu Hause las ich alles wieder und wieder durch und überlegte, welchen Arzt man am Freitagabend noch um Rat fragen könnte. Es fiel uns Dr. Siegfried Wagner ein, praktischer Arzt und Homöopathie-Fachmann mit großem Ansehen auch im Ausland. Er hatte meine Kinder wiederholt behandelt und ich hatte volles Vertrauen zu ihm. Ich wusste, dass er Freitagabend meist länger in seiner Ordination erreichbar war. Ich erreichte Dr. Wagner schließlich um 21.15 Uhr, las ihm den Befund vor und bat ihn um seinen Rat. Er meinte, das wäre ein »äußerst massiver Befund« und ich solle mich sofort am Montag mit der Neurochirurgie in Verbindung setzen.

Ich war schlichtweg geschockt. Ich rief Frau Pommer an, um sie über den Befund zu informieren und teilte ihr auch Dr. Wagners Reaktion mit.

Frau Pommer bot mir an, Herrn Prof. Hans Kärcher, Leiter der Kieferchirurgie am Grazer Landeskrankenhaus anzurufen – sie sei mit der Familie befreundet und könne auch so spät am Abend um Rat fragen. Ich las ihr den Befund vor, sie schrieb mit.

Zehn Minuten später rief sie zurück und fragte, ob wir alle Bilder und Befunde zu ihr bringen könnten, Herr Prof. Kärcher würde sie übers Wochenende ansehen, dann wüssten wir schon weiter. Wir machten uns auf den Weg, gegen 23 Uhr waren wir bei Frau Pommer, ich übergab ihr alle Unterlagen, wir redeten noch ein bisschen, sie gab mir homöopathische Beruhigungstropfen und vor Mitternacht fuhren wir wieder nach Hause. Es regnete. Weinte der Himmel mit mir? In dieser Nacht schliefen wir nicht gut.

Samstag, 12. Oktober 2002 – Wir erledigen viel und ich informiere Verena. Der Tag vergeht recht schnell, wir sind angeschlagen und es regnet noch immer.

Am späten Nachmittag ruft Frau Pommer an. Sie spricht mit Luis und fragt, ob sie vorbeikommen könne. Mir wird furchtbar schlecht, Luis sieht nicht gut aus und ich bin sehr beunruhigt. Frau Pommer kommt – sie kommt nicht gleich ins Haus, sondern spricht zuerst mit Luis. Als die beiden hereinkommen, bin ich sicher, dass es sehr ernst ist. Luis hält sich mit Mühe aufrecht.

Frau Pommer lächelt gequält und sagt: »Ich habe ein Bett für Sie, Montag, acht Uhr in der Früh bei Prof. Kärcher auf der Kiefer-Chirurgie.« Mit Nachdruck fügt sie hinzu, dass es sehr ernst und dringend sei und ich stark sein müsse. Wir setzen uns ins Esszimmer, heulen alle drei und halten uns fest. Frau Pommer beschwört mich, alles zu tun, was der Professor mir sagen werde und, sollte in Graz keine Hilfe möglich sein, dort hinzugehen, wo er mich hinschicke.

Sie spricht mit mir wie mit einem kleinen Kind und verlangt mein »Indianer-Ehrenwort«.

Ich kann nicht mehr klar denken, zu viel geht in meinem Kopf vor sich. Es ist, als würde man mir den Boden unter den Füßen wegziehen. Wir heulen alle drei so sehr, dass der Esstisch nass wird und Luis die Küchenrolle holt.

Ich frage: »Ist es wert zu kämpfen?«

Frau Pommer sagt ruhig und bestimmt: »Ja. Solange der Funken einer Chance besteht, ist es wert, um sein Leben zu kämpfen!«

Ich nicke unter Tränen. So viele positive Bücher habe ich gelesen, aber jetzt ist mein Kopf leer. Luis sagt mir, wie wundervoll ich bin und wie sehr er mich liebt. Frau Pommer umarmt mich und sagt mir, wie sehr sie mich mag und dass sie mir helfen wird, wo sie nur kann.

Teresa liegt mit Bauchweh im Wohnzimmer, still, hört alles mit, sagt nichts. Später meint sie nur: »Du schaffst es und es wird alles gut!«

Frau Pommer fährt um 20 Uhr nach Hause. Ich verspreche, das zu tun, was die Ärzte sagen und stark zu sein. Ich fühle mich schwach, schwindlig und müde.

Da ich »meine Angelegenheiten regeln« soll, setze ich mich etwas später zu Teresa ins Wohnzimmer und beginne alles aufzuschreiben, was zu erledigen ist. Mir wird etwas besser.

Wir gehen spät schlafen, reden und weinen noch lange, halten uns fest. Ich werde immer wieder von Weinkrämpfen geschüttelt, glaube, dass alles nur ein Alptraum ist.

Nachts gegen halb zwei schlafen wir erschöpft ein.

Sonntag, 13. Oktober 2002 – Ich werde früh wach, habe rasende Kopfschmerzen, mir ist schlecht und schwindlig und ich weine immer wieder.

Irgendwann stehen wir doch auf und ich gehe mit Luis und Diego spazieren. Auf dem Rückweg treffen wir eine Nachbarin. Ich sage ihr Bescheid, sie umarmt mich und wir weinen alle.

Zu Hause erledigen wir die Buchhaltung und ich erkläre Luis, wie er die Belege abheften muss, wo er alles findet; ich überweise die Gehälter und schreibe andere Banküberweisungen. Langsam wird alles klarer. Übers Amtel informiere ich meine Upline und meine Sponsorin, telefonisch sage ich meinen Eltern Bescheid. Teresa geht es wieder besser, sie macht für uns Toast. Ich habe keinen Hunger, esse ihr zuliebe aber doch. Christl, meine Freundin und Nachbarin, ist jetzt zu Hause, ich klingle bei ihr, erzähle, was los ist, wir umarmen uns und weinen alle.

Wir können dank der Technik und meiner Bankkundenkarte auch am Sonntag alle meine Bankgeschäfte erledigen. Ich habe meine Finanzen geordnet und alles gerecht aufgeteilt, meine Überweisungen getätigt und hebe noch etwas Bargeld für die Kinder und mich ab.

Teresa hat mir verboten, ein Testament zu schreiben, ich hab mich daran gehalten, aber ich konnte auf diesem Weg alles in die richtigen Bahnen lenken.

Wir packen Diego ins Auto und fahren auf die Autobahn nach Laßnitzhöhe. Es regnet nicht mehr, dafür liegt jetzt dichter Nebel – wir gehen spazieren und dann in die Kirche. Wir beten, zünden

Kerzen an und mir fällt das Buch von Dale Carnegie ein »Sorge dich nicht, lebe!« Ich hatte es vor nicht allzu langer Zeit gelesen und einen Satz aus diesem Buch – »Nicht wie ich will, sondern wie Du willst« – sage ich immer wieder vor mich hin. Diego randaliert vor der Kirche. Beim Nachhausefahren kommen wir beim neuen Einkaufszentrum vorbei. Wir halten und gehen hinein. Ich sehe unser neues Geschäft verfliest – es wird sehr schön werden. Luis sagt, dass mein Büro auf mich wartet und wie sehr er mich braucht. Wir können nicht aufhören zu weinen. Wir fahren weiter zu seinem Haus in der Mantscha, das sich im Umbau befindet, lassen Diego frei laufen und schauen uns im Haus um. Der Ofensetzer ist fertig geworden und der Kaminofen sieht toll aus. Luis sucht alle möglichen Sachen. Ich sitze im zukünftigen Schlafzimmer, blicke durch die Tür hinaus in den Garten und weine wieder. Es kommt mir alles wie ein Abschiednehmen vor. Aber langsam wird mir leichter und ich fühle mich besser und werde auch ruhiger.

Zu Hause erledige ich die letzen Dinge. Verena ist verheult, ich spreche mit ihr und Christian, ihrem Freund; es ist ca. 16 Uhr, ich weine nicht mehr und bin ganz ruhig. Luis kocht für uns und wir essen um 18 Uhr. Verena und Christian fahren nach Kindberg, da Christians Oma im Sterben liegt. Luis ist sehr bedrückt. Nach dem Essen machen wir es uns im Wohnzimmer gemütlich, mein Glas Rotwein schmeckt mir jedoch nicht so recht. Luis schläft bei mir ein, ich bin wach und ruhig, Diego weicht nicht von meiner Seite.

Um 22.30 Uhr gehen wir schlafen, halten uns fest, reden noch ein bisschen. Wir schlafen jedoch bald ein und ich schlafe gut.

Montag, 14. Oktober 2002 – Mir geht es gut, ich weine nicht und zu meiner Überraschung ist mir auch nicht schlecht. Da ich meine Hausschuhe einzupacken vergaß, müssen wir zurückfahren, aber wir waren noch nicht sehr weit. Beim Krankenhaus bekommen wir keinen Parkplatz, Luis lässt mich beim alten Portierhaus aussteigen, damit ich nicht zu spät komme, und ich gehe alleine zur Kiefer-Chirurgie. Zehn Minuten vor acht Uhr komme ich an, in der Anmeldung weiß man schon Bescheid.

Prof. Kärcher kommt, nimmt mich mit in sein Büro und wir sprechen über alles. Ein Zimmer sei für mich organisiert, ich würde vorerst für eine Woche in der Klinik bleiben, um diverse Untersuchungen und eine Gewebsentnahme, welche voraussichtlich am Donnerstag erfolgen werde, durchführen zu lassen. Er könne mir auch noch nichts Genaueres sagen, die weiteren Untersuchungen würden einen genauen Befund ergeben. In der Ambulanz werden meine Zähne angesehen, ein Panorama-Röntgen wird angefertigt und im Fotolabor werden Fotos von allen Seiten gemacht. Es geht alles sehr schnell. Luis ist inzwischen auch gekommen, und ich werde von Schwester Rosa stationär aufgenommen. Ich bekomme Zimmer 117, ein Einzelzimmer mit Bad und WC, und da an der Wand ein Monet-Bild hängt, fühle ich mich gleich sehr wohl. Luis holt uns ein Frühstück und ich schicke ihn dann nach Hause.

Ich richte mich häuslich ein und lese die Briefe, die mir meine Töchter mitgegeben haben. Verena hat noch in der Nacht geschrieben, sie wollte ja ursprünglich mit ins Krankenhaus fahren. »Für die beste & liebste Mama auf der Welt«, steht auf der Vorderseite in großen Buchstaben und weiter:

Ciao Mama! Wir waren gestern am Abend in Kindberg im Krankenhaus. Die Oma vom Christian ist um 23 Uhr gestorben. Es war sehr traurig. Das ist auch der Grund, warum wir erst so spät gekommen sind. Ich muss einmal ein bisserl schlafen, deshalb komm ich in der Früh nicht mit, aber ich komm dich am Nachmittag besuchen. Ich find dich schon. Bitte net bös sein, aber ich brauch ein bisserl Ruhe, es ist alles etwas zu viel.

Ich wünsch dir alles Gute und viel Glück bei der Operation – ich weiß, alles wird gut – und du weißt es auch. Denk einfach nur an das Häuschen in der Provence!

Ich freu mich schon darauf dich zu sehen und hab dich ganz viel lieb. Du kannst dich auf mich verlassen.

Alle Bussis dieser Welt und ganz viel Sonnenschein! In Liebe Deine Verena.

Teresas Brief beginnt mit einer Meditation, woher sie diese hat, ist mir nicht bekannt:

»Vollkommene Gesundheit erfüllt mein ganzes Sein. All mein Trachten, all mein Streben ist auf dieses Ziel gerichtet. Ich beschäftige mich von nun an mit meinen Zielen, mit dem, von dem ich will, dass es ist. Ich weiß, was Gesundheit ist. Ich meditiere darüber, ich denke nach, ich spreche darüber. Alles, was auf diesen Wunsch ausgerichtet ist, ist mir willkommen. Kosmos heißt Harmonie, und Harmonie drückt sich in der gesamten Schöpfung aus, auch in mir. Ich bin in Harmonie mit mir und dem Schöpfer. Ich lasse geschehen, dass die vollkommene Heilkraft durch mich wirkt, sich in meinem Körper, meinem Geist ausdrückt. Vollkommene Gesundheit vollzieht sich jetzt, sie manifestiert sich als Schönheit, Friede, Schöpferkraft und Harmonie in mir und um mich. Ich weiß, Gott ist da, er will bei mir sein. Danke.«

Liebe Mami! Ich weiß, dass du es schaffst. Du bist so stark, du schaffst alles. Ich bewundere dich für deine Stärke. Ich liebe dich von ganzem Herzen. Du bist die beste Mama. Bis am Mittwoch!
Deine Teresa

Jetzt musste ich doch wieder weinen, aber diesmal nicht aus Verzweiflung, sondern aus Freude über meine wunderbaren Töchter.

Nach dem Mittagessen werde ich ins Schwestern-Zimmer zur Blutabnahme geholt. Diese gestaltet sich etwas schwierig, denn der junge japanische Arzt findet einfach keine Vene. Die Anästhesie-Ärztin der Kiefer-Chirurgie, Frau Oberärztin Dr. Rötzer, macht weiter und wird fündig; da ich etwas blass geworden bin, lässt sie ein Fenster öffnen, spricht ruhig und freundlich mit mir und geht anschließend mit mir den Narkose-Vorgang durch.

Am Nachmittag lese ich in dem Buch, das Teresa mir mitgegeben hat: »Die Heilungsgeheimnisse der Jahrhunderte« von Catherine Ponder. Sie hat mir das richtige Buch ins Krankenhaus mitgegeben. Ich schreibe die für mich passenden Glaubenssätze heraus.
Wie versprochen kommen am Nachmittag Verena und Christian. Sie begleiten mich zum EKG und bleiben bis 16 Uhr.

Christian liest jetzt begeistert in meinem Buch, ich spreche mit Verena, sie ist etwas gefasster.

Nach dem Abendessen kommt meine Upline: Werner Schauperl besucht mich. Ich hatte Sonntag übers Amtel Bescheid gegeben und jetzt sprechen wir über alles und ich freue mich sehr. Er sagt mir Hilfe und Unterstützung sowohl im geschäftlichen als auch im persönlichen Bereich zu.

Frau Pommer kommt und bringt eine wunderschöne gelbe Rose mit einem dazupassenden gelben südlichen Blütenstamm, um »dem Zimmer einen südlichen Touch zu geben«, wie sie sagt. Sie hält meine Hand und spricht mit mir.

Gegen 19 Uhr kommt Luis. Er sieht sehr schlecht aus, setzt sich zu mir aufs Bett. Frau Pommer hat sich verabschiedet – wir sind jetzt allein, halten uns fest und küssen uns. Um 21:45 Uhr schicke ich ihn nach Hause. Um 22.30 Uhr gehe ich ins Bett, übers Telefon sagen wir uns »Gute Nacht«. Ich schlafe gut in meiner ersten Nacht im Krankenhaus.

Dienstag, 15. Oktober 2002 – Ich werde früh munter und erlebe meinen ersten Morgen im Krankenhaus, der mit Fieber- und Blutdruckmessen beginnt. Es ist alles in Ordnung und ich bekomme mein Frühstück. Um 7:30 Uhr ist Visite und Prof. Kärcher eröffnet mir, dass die Gewebsentnahme für Donnerstag festgesetzt ist und am Mittwoch eine Computertomographie im Röntgeninstitut erfolgen wird. Für Freitag seien weitere Untersuchungen vorgesehen und übers Wochenende könne ich nach Hause gehen, müsse aber Montag in der Früh wieder im Krankenhaus sein, da der Termin für die PET-Untersuchung, die Ganzkörper-Untersuchung, für Montag um sieben Uhr mit der Nuklear-Medizin fixiert worden sei. Ich informiere Luis und meine Eltern, lese ein wenig und beginne die Ereignisse der letzten Tage niederzuschreiben.

Mittags kommen meine Töchter. Verena bringt mir ihren »Rumbello«, ein weiches, bärenähnliches Kuscheltier fürs Bett. Wir gehen im Krankenhausgelände spazieren, reden viel und ich begleite sie bis zum Ausgang. Auf dem Rückweg treffe ich meinen Bruder, der mich auf der Station schon gesucht hat. Er bleibt den ganzen Nachmittag bei mir und wir unterhalten uns über alles Mögliche; so viel haben wir die letzten Jahre nicht miteinander gesprochen, was uns nachträglich Leid tut.

Regina, die älteste Tochter von Luis, die in der Trafik mitarbeitet, kommt ebenfalls auf Besuch. Ich bin den ganzen Nachmittag sehr beschäftigt. Erst später schaue ich etwas in den Fernseher, telefoniere mit Verena und Teresa, gehe mich waschen und warte auf Luis, der gegen 19 Uhr kommt und bis 21:30 Uhr bleibt. Ich wasche noch meine Haare und schlafe auch in dieser Nacht gut.

Mittwoch, 16. Oktober 2002 – Ich werde schon um fünf Uhr munter, als die Nachtschwester nach mir sieht. Blutdruck und Puls sind in Ordnung.

Nach der Visite bekomme ich Punkte in grüner Farbe und Striche in violetter Farbe, so genannte »Marker«, auf Stirn und Schläfe geklebt bzw. gemalt. Ich sehe aus wie ein Marsmännchen. Dann werde ich zur CT-Untersuchung gebracht. Die Computertomografie von meinem Kopf geht recht schnell, das Kontrastmittel bekomme ich durch einen Venenstecker gespritzt, es verteilt sich warm im ganzen Körper und hinterlässt einen bitteren Geschmack im Mund.

Ich telefoniere mit meinen Eltern und bitte sie, meine Tante Helga in Wien zu informieren und um Hilfe zu bitten. Meine Tante ist im Bereich der Alternativen Medizin, der Geistheilung und der Aktivierung körpereigener Energien sehr versiert und hat auch Kontakt zu Persönlichkeiten auf diesen Gebieten. Ich weiß, dass diese »Sache« für mich und die Familie allein zu groß ist. Ich werde jedwede Hilfe brauchen, die ich bekommen kann, und diese auch annehmen, und ich bin bereit, selbst aktiv mitzuarbeiten und mich mental gut auf alles vorzubereiten und einzustellen. Ich lese viel, schreibe mir weitere Glaubenssätze aus dem Buch auf und bin eigentlich recht zufrieden.

Mittags kommt Prof. Kärcher und erklärt mir den Operationsvorgang für die Gewebsentnahme. Er hat auch schon die Auswertungen der CT bekommen – die Werte sind zu jenen der Magnetresonanz abweichend, das heißt der Tumor ist in den letzten fünf Tagen (!) beträchtlich gewachsen und beträgt schon über acht Zentimeter in der länglichen Ausdehnung. Eile wäre daher geboten. Er weist auch schonend daraufhin, dass möglicherweise mein rechtes Auge »geopfert« werden müsse, da der Tumor bereits den Sehnerv erreicht hätte. Genaueres könne aber erst nach der Operation gesagt werden. Ich bin geschockt, reiße mich aber zusammen und unterschreibe das Besprechungsprotokoll und meine Zustimmung zu dieser so genannten »Schnellschnitt-Untersuchung in Allgemeinnarkose« mit zitternder Hand.

Ich telefoniere mit meinem Vater und teile ihm unter Tränen mit, dass ich möglicherweise mein rechtes Auge verlieren könnte. Er tröstet mich, redet mir gut zu und meint schließlich verzweifelt, er würde mir liebend gerne sein rechtes Auge geben, wenn dies möglich wäre. Ich rufe Luis an, er merkt meine Verzweiflung und kommt schon am Nachmittag. Trotz meiner bunten Markierungen geht er mit mir spazieren und ich beruhige mich. Er meint, es sei ihm völlig egal, wie ich aussehe, er würde immer zu mir stehen, wichtig sei nur, dass ich den Mut nicht verliere.

Gegen Abend kommt meine Upline – Werner und Waltraud – auf Besuch. Sie bringen ein Billett mit – unterschrieben von allen Führungskräften des Open-Plans Graz mit vielen lieben Grüßen und aufmunternden Sätzen. Sie berichten mir, dass nach jedem Open-Plan ein Betkreis, zusammengesetzt aus den Führungskräften, mir positive Energie und gute Gedanken senden würde. Ich bin sehr gerührt und danke für die Unterstützung. Es geht mir wieder gut, ich bin zuversichtlich und schildere den beiden, wie ich mir das Ding in meinem Kopf vorstelle und dass es sicher gut entfernt werden kann. Ich zeige Waltraud meine aufgeschriebenen Affirmationen, wir sprechen über das Buch und über positives Denken.

Anschließend kommt Luis und verspricht mir, am nächsten Tag da zu sein, wenn ich aus der Narkose aufwache.

Vor dem Einschlafen wiederhole ich alle meine Affirmationen, bete und stelle mir vor, wie ich vor einem großen Publikum bei einem Network-Kongress auf der Bühne stehe und eine Rede halte – eine Rede über positives Denken, Visualisieren, Kämpfen, Nicht-Aufgeben.

In meinem Kopf habe ich eine komplette Rede, sehe das Publikum von der Bühne herab und spüre tief im Innersten, wie ich mich freue, welch fantastisches Gefühl es ist, darüber sprechen zu können, wie für mich alles positiv ausgegangen ist. Ich nehme mir vor, diese Rede am nächsten BBS am 23. November zu halten.

In den vielen folgenden langen Nächten halte ich fortan immer wieder diese Rede und spüre jedes Mal dieses starke Gefühl der Freude in mir.

Donnerstag, 17. Oktober 2002 – Zeitig in der Früh werde ich für die Operation vorbereitet, die für acht Uhr angesetzt ist. Prof. Kärcher operiert selbst; noch während der Operation wird die Gewebsprobe untersucht und übers Telefon direkt in den OP-Saal das Ergebnis durchgegeben. Frau Pommer wird von der Gattin des Professors, die direkt in den OP-Saal verbunden wird, informiert, und daher weiß meine Familie noch vor mir das Ergebnis und wie es mir geht.

Es ist später Vormittag, als ich im Aufwachzimmer munter werde. Da Prof. Kärcher gleich nach der Operation zum Begräbnis seines Schwiegervaters fahren musste, wird mir das Ergebnis von seinem Stellvertreter, Herrn Professor Schultes, mitgeteilt. Er sagt nur drei Worte, die mich unendlich glücklich machen: »Es ist gutartig!«

Dann fügt er hinzu: »Aber es muss operiert werden, es geht nicht ohne große Operation.«

Luis kommt und wir freuen uns über die gute Nachricht. Er hält meine Hand und macht mir noch im Aufwachzimmer einen Heiratsantrag und wiederholt immer wieder: »Wenn Du willst, heiraten wir, wenn alles vorbei ist. Es ist mir egal, wie du aussiehst, da ich weiß, welch gutes Herz du hast, und nur das zählt für mich!«

Es ist gutartig – alles andere ist im Moment unwichtig. Ich verpflichte mich, einen größeren Betrag für die Kinder-Krebshilfe des St. Anna Kinderspitals in Wien zu spenden, egal, wie alles auch ausgehen wird.

Am Nachmittag kommt Tante Helga aus Wien. Sie bringt mir mehrere Bücher mit, darunter ein Meditationsbuch von Kurt Heinz Brückler: »Der Landschamane«. Sie hat es erst vor ein paar Tagen in ihr Geschäft bekommen und liest mir daraus »Die heilsame Meditation ist LIEBE« vor. Es ist eine wunderschöne Meditation und meine Tante erklärt mir, es helfe auch beim Vorlesen, wenn ich nicht selbst dazu in der Lage wäre, solle es mir jemand vorlesen.

Im Laufe des Nachmittags schwillt meine rechte Gesichtshälfte immer mehr an; die Gewebs-Entnahme wurde über den Kiefer von der Mundhöhle aus durchgeführt. Um mein rechtes Auge herum spiegeln sich viele Farben. Meine Freundin Christl und eine weitere Nachbarin von mir kommen, später dann Verena und Christian.

Verena bleibt entsetzt in der Tür stehen, als sie mich sieht, und fragt ängstlich: »Mama, wirst du wieder gesund?«

Ich bejahe glücklich. Alle freuen sich mit mir über den positiven Befund.

Am Abend kommt Luis; wir schmieden Zukunftspläne, träumen und beten. Er bleibt bei mir, bis ich einschlafe.

Da die PET-Untersuchung erst am Montag erfolgen kann, darf ich übers Wochenende nach Hause.

Es ist schön zu Hause; ich spreche viel mit den Mädchen, regle einiges, wir erledigen die Bankwege und fahren am Sonntag in die Kirche. Meine Freundin Christl bietet sich an, mir die Meditation vorzulesen – sie wolle dafür auch ins Krankenhaus kommen.

Mein Vater wird Teresa beim Umzug helfen und ich regle noch die finanziellen Belange.

So ging ich Montag beruhigt in die Klinik. Mein Gesicht war nicht mehr so verschwollen, von Christl bekam ich Arnica-Globuli, die ich brav einnahm.

Um sieben Uhr war ich bereits im Röntgen-Institut der Nuklear-Medizinischen Abteilung. Die Untersuchung dauerte insgesamt drei Stunden und war äußerst interessant. Nach Angabe aller wichtigen Daten und dem Unterschreiben der Einverständnis-Erklärung wurde zuerst Blut aus der Vene entnommen. Das aus Wien eingeflogene Kontrastmittel wurde meinem Blut zugefügt und alles zusammen wieder in meine Vene gespritzt. Dann musste ich eine Stunde ruhig liegen, damit sich alles im Körper verteilen konnte. Ich blickte dabei über die Dächer der übrigen Kranken-haus-Gebäude und wiederhole meine Affirmationen. Schließlich wird man für ca. eine Stunde in eine Röhre geschoben und muss ganz ruhig liegen. Als alles vorbei war, ging ich zu Fuß zurück zur Kiefer-Chirurgie, wo ich wieder »mein« Zimmer bekam.

Prof. Kärcher informierte mich über die weitere Vorgehens-weise. Da der Tumor die mittlere Schädelgrube durchbrochen und bereits den Schläfenlappen verdrängt hatte, war nach einem Konzil mit der Neurochirurgie eine gemeinsame Operation vereinbart worden. Herr Prof. Dr. Flaschka würde seitens der Neuro-Chirurgie diesen Eingriff durchführen, ein Team der Kiefer-Chirurgie unter Leitung von Prof. Kärcher den »Kie-fer-Anteil« des Tumors übernehmen, der ca. 80 Prozent betraf. Prof. Dr. Flaschka hatte eine »Embolisation« vor der großen Operation empfohlen, um den Blutverlust zu minimieren.

Ich ging am Dienstag zu einem Aufklärungsgespräch ins Rönt-geninstitut. Bei einer Embolisation wird nach örtlicher Betäu-bung in Regional- oder Allgemeinanästhesie eine Hohlnadel (Kanüle) in eine Schlagader (Arterie) oder Vene am Arm oder, wie in meinem Fall, in der Leiste eingebracht. Dann wird zu-nächst ein Führungsdraht durch die Hohlnadel in das Blutgefäß vorgeschoben, das verschlossen werden soll. (Bei mir jene Ge-fäße, die den Tumor mit Blut versorgen – also von der Leiste bis in den Oberkiefer! Unvorstellbar!). Über den Führungsdraht wird unter Röntgenkontrolle ein dünner Kunststoffschlauch (Katheter) geführt. Nach Entfernen des Führungsdrahtes wird Kontrastmittel durch den Katheter eingespritzt, um das Ge-fäß am Röntgenbild sichtbar zu machen. Die Ausbreitung des Kontrastmittels kann mit einem Wärmegefühl einhergehen. Anschließend werden Röntgenaufnahmen angefertigt und nach diesen Befunden die Blutgefäße verschlossen. Dadurch könne der Blutverlust geringer gehalten werden, erklärte man mir.

Irgendwie kam ich mir vor wie in einem utopischen Film. Ich hörte medizin-technische Möglichkeiten, von denen ich nie auch nur etwas geahnt hatte – und dies würde noch dazu bei mir angewendet werden …

Es wurde mir alles sehr genau erklärt und ich wurde auch über die möglichen Risiken informiert: Da diese Gefäße starke Verästelungen bis in den Bereich des Gehirnes haben, bestünde die Möglichkeit eines Schlaganfalles bzw. Gehirnschlages. Ich begann zu weinen. Der Arzt, der das Aufklärungsgespräch mit mir führte, beeilte sich zu sagen, dass dies nur in 0,1 Prozent der Fälle vorkomme, und meinte weiter: »Wenn Sie Pech haben, steigen Sie von diesem Operationstisch nicht mehr herunter oder am 30. Oktober bei der großen Operation …« Er sei verpflichtet, mir die Risken aufzuzeigen, die aber schließlich bei jeder Operation gegeben seien. Er hielt mir den Kugelschreiber hin und ich unterschrieb die Einverständnis-Erklärung.

Am Mittwoch kam am Vormittag mein Vater aus der Obersteiermark zu Besuch.

Prof. Kärcher und Prof. Flaschka erschienen mittags, um mit mir die große Operation zu besprechen. Die Embolisation am Röntgeninstitut konnte erst am 28. Oktober vorgenommen werden, die große Operation war für Mittwoch, 30. Oktober 2002 um 8:00 Uhr festgesetzt worden.

Die Operation würde lange dauern und es wurde mir der Operationsvorgang genau erklärt. Ich war froh, auf meinem Bett zu sitzen, denn es hörte sich alles an wie die Beschreibung eines Horror-Films. Die Schnittführung würde vom Hals hinauf hinter dem rechten Ohr bis zur Schädeldecke erfolgen, der rechte Gesichtslappen müsse auf die linke Gesichtshälfte gelegt werden. Von der rechten Körperseite bis unter die Achsel müsse ebenfalls aufgeschnitten werden, um Gewebe zum Auffüllen entnehmen zu können. Der Tumor sei kaudal bis hinter den Oberkiefer und den Unterkiefer gewachsen und es würde eine radikale Resektion durchgeführt werden. Mikrochirurgisch würde ein freier Latissimus-Dorsi-Lappen zur Deckung der Durarekonstruktion eingesetzt werden, das heißt ein Teil des Schädelknochens wird dadurch ersetzt; ein »knöcherner« Schutz sei daher nicht mehr gegeben.

Mein Vater, der bei dieser Besprechung anwesend war, bot seine Hilfe für eine Bluttransfusion an.

Prof. Kärcher meinte lächelnd, so viel Blut wie für mich gebraucht wird, hätte er nicht, immerhin seien bereits vorsorglich zwölf Blutkonserven für mich angefordert worden.

Mich bewegte jedoch nur eine einzige Frage: Würden meine Gehirn-Funktionen Schaden erleiden? Ich wurde beruhigt – mir wurde jedoch mitgeteilt, dass im Ernstfall »Beeinträchtigungen« der Funktionen der linken Körperseite wie zum Beispiel eine Lähmung der linken Hand oder das Nachziehen des linken Fußes auftreten könnten.

Prof. Kärcher musste auch schriftlich festhalten, dass möglicherweise meine Gesichtsmimik nicht wieder funktionieren könnte, falls der Fazialisnerv, der diese Funktionen steuert, zu stark beleidigt werden würde. Alles Übrige stünde im »Aufklärungs-Gesprächsbericht«, der zwei maschinengeschriebene Seiten umfasste und den ich schließlich unterschrieb.

Ich dürfe nach dem Mittagessen nach Hause, hieß es, Sonntagabend müsse ich mich wieder auf der Station einfinden, mein Zimmer bliebe für mich reserviert. Prof. Kärcher wünschte mir schöne Tage zu Hause.

Mit meinem Vater fuhr ich per Taxi nach Hause, da an diesem Tag der erste Teil des Einkaufszentrums in Seiersberg eröffnet wurde und Luis in der Trafik sein musste. Ich war sehr niedergeschlagen. Jahrelang hatten wir beide sehr hart dafür gearbeitet, ein schönes Geschäft zu haben, wir hatten beide die Einrichtung geplant, alles organisiert, sogar die Eröffnung war von mir minuziös organisiert worden – und jetzt war ich nicht dabei. Mein Vater blieb bis zum Nachmittag bei mir.

Spät am Abend kam Luis nach Hause. Er brachte mir Brötchen von der Eröffnung mit, Blumen und Gestecke, und viele liebe Grüße von unseren Stammkunden hatte er auch auszurichten. Ich war traurig, aggressiv und weinte. Ich äußerte meine Bedenken, nie in der Trafik tätig sein zu können und steigerte mich immer mehr in eine depressive Stimmung hinein. Da verlor auch Luis die Fassung – er hatte den ganzen Tag schwer gearbeitet und machte sich große Sorgen um mich. Jetzt begann er ebenfalls zu weinen und beteuerte immer wieder, dass er mich brauche, dass mein Büro auf mich warten würde und dass ich an allen Ecken und Enden gefehlt hätte. Alle unsere Kunden hätten nach mir gefragt und wünschten mir alles Gute. Er nahm mich in seine Arme und bat mich stark zu sein, ohne mich würde ihm alles nichts bedeuten. Ich beruhigte mich – schließlich war diese Eröffnung ja schon vorbei und ich hatte mich auf die große Operation vorzubereiten.

Die Tage zu Hause verliefen ruhig, vergingen aber sehr schnell. Ich las viel, meditierte und ging spazieren. Meine Freundin Christl las uns jeden Tag aus der Meditation vor und das tat uns allen gut. Ich bekam Besuch von Frau Baumann, meiner Sponsorin, telefonierte mit den Eltern und Frau Pommer, es ging mir gut. Ich war ruhig und gelassen. Frau Pommer empfahl mir, mit bunten Farben ein Plakat zu schreiben. Ich fragte Tante Helga nach der richtigen Formulierung, borgte mir von Christl Filzstifte in hellen Farben aus und malte ein großes Plakat:

Ich entscheide mich für Gesundheit und Leben!

Samstagmittag musste ich ins Krankenhaus zur Blutabnahme, wir fuhren aber gleich wieder nach Hause.

Der Sonntag verging schnell. Christl las mir am Nachmittag noch die Meditation vor und verabschiedete sich unter Tränen.
Sie meinte: »Du schaffst es, du hast schon so viel geschafft, du schaffst auch das«.
Ich verabschiedete mich von den Kindern und telefonisch von meinen Eltern und bezog am Abend wieder »mein« Zimmer im Krankenhaus. Das gemalte Plakat klebten wir gegenüber von meinem Bett auf die Türe des Badezimmers. So hatte ich es immer vor Augen. Ich ahnte noch nicht, wie lange ich mein Plakat

sehen würde. Prof. Santler kam zur Blutabnahme, ich schickte Luis bald nach Hause und schlief ruhig ein.

Montag, 29. Oktober 2002 – Ich werde um sieben Uhr mit Bett abgeholt und ins Röntgeninstitut gebracht. Ich bin ruhig – schließlich soll die Embolisation unter Vollnarkose durchgeführt werden. Ein sehr netter Assistenzarzt empfängt mich und teilt mir mit, dass die Embolisation doch nicht in Vollnarkose durchgeführt werde, sondern nur mittels Lokalanästhesie. Das erschreckt mich ein wenig, aber ich fasse mich bald wieder, schließlich bin ich nun schon einmal da und kann sowieso nicht davonlaufen. Von meinem Bett komme ich auf den OP-Tisch und werde für die Embolisation vorbereitet. Es befremdet mich etwas, dass alle Lampen und technischen Apparate mit Plastikabdeckungen verhüllt werden. Um keine Angst aufkommen zu lassen, beginne ich mit einer Affirmation: »Es gibt keinen Schmerz, es gibt nichts zu fürchten. Es gibt nur Gott. Gott ist hier und alles ist gut!«

Der zuständige Arzt kommt, stellt sich vor, führt die Lokalanästhesie durch und beginnt damit, die Arterie zu öffnen. Anscheinend sind meine Arterien ebenso gut versteckt, wie meine Venen, denn es gibt Probleme. Erst nach dem Eingriff erfahre ich vom Assistenzarzt, dass etwa zwanzig Mal (!) versucht wurde, die Arterie zu öffnen (üblicherweise wird drei bis maximal vier Mal gestochen).

Mein Blutdruck sinkt – der Anästhesist wird geholt und ich bekomme eine Infusion. Ich höre alles mit, zum Beispiel dass schon die dreifache Menge der üblichen Betäubung verabreicht worden sei und dass es schon zu lange dauere.

Schließlich vernehme ich den Auftrag an die OP-Schwester: »Holen Sie Dr. ... in den OP!« Die Schwester erreicht gerade die Türe, da wird sie mit den Worten zurückgehalten: »Gott sei Dank, jetzt bin ich drinnen, sie brauchen Dr. ... nicht mehr zu holen.« Alle sind spürbar erleichtert, ich auch.

Es wird mir mitgeteilt, dass alles in Ordnung sei und wir jetzt nur noch auf den Professor warten würden, da nur er diese Embolisation vornehmen könne. Wir warten. Der Arzt, der so lange meine richtige Arterie gesucht hat, läuft neben dem OP-Tisch auf und ab. Ich liege ruhig und wiederhole meine Affirmationen. Ich bekomme vom flachen Liegen auf dem harten Tisch plötzlich fürchterliche Kreuzschmerzen. Der Assistenzarzt entschuldigt sich, dass es so lange dauert, aber der Professor wird durch einen Notfall leider aufgehalten! Ich werde gefragt, wie es mir geht, und bekomme gegen meine Kreuzschmerzen ein Mittel in die laufende Infusion.

Die Minuten vergehen sehr langsam, mir kommen sie wie Stunden vor. Der Arzt läuft noch immer stetig auf und ab. Wir warten weiter. Schließlich kommt der Professor – auch er entschuldigt sich wegen der Wartezeit und erklärt mir kurz den Vorgang. Er beginnt mit der Embolisation – ich spüre nichts, bin vielmehr von der Medizin-Technik fasziniert! Alles wird auf mehrere Monitore übertragen.

Mit den Worten: »Es hat sich gut embolisieren lassen, Sie werden wahrscheinlich Schmerzen im Oberkiefer bekommen«, verabschiedet sich der Professor.

Er hatte die Worte noch nicht ganz ausgesprochen, da verspürte ich schon entsetzliche Schmerzen im Oberkiefer. Ich wurde in einen Ruheraum verlegt, der Assistenz-Arzt, der mich in Empfang genommen hatte, war bei mir, drückte meine Arterie fest zu. Er sprach beruhigend auf mich ein – meine Schmerzen wurden immer stärker. Ich bekam einen Druckverband angelegt, den ich 72 (!) Stunden tragen musste, und mir wurde eindringlich aufgetragen, mindestens 24 Stunden ruhig zu liegen und nicht vor zehn Uhr des nächsten Vormittages aufzustehen.

Zu Mittag war ich wieder auf der Kiefer-Chirurgie in meinem Zimmer. Ich bekam Schmerz-Infusionen, lag ruhig in meinem Bett und wagte es nicht, mich zu rühren. Die nächsten Stunden schienen nicht zu vergehen. Jetzt wusste ich, wozu ich das Plakat gegenüber von meinem Bett angebracht hatte! »Ich entscheide mich für Gesundheit und Leben«.

Am Nachmittag wagte ich es erstmals, meinen linken Fuß

leicht zu bewegen. Ich drückte dabei meinen rechten Fuß gegen die untere Bettseite, um nicht unbeabsichtigt eine Bewegung auszuüben. Das Essen wurde seitlich neben mein Bett gebracht und ich versuchte, so gut es ging zu essen. Mein Buch, mein Handy und sonstige wichtige Sachen erreichte ich mit meiner rechten Hand. Jetzt ging es mir schon etwas besser, auch die Schmerzen ließen etwas nach. Im rechten Kieferbereich hatte ich jedoch ein wahnsinnig »pampstiges« Gefühl, so als wäre dieser Gesichtsbereich drei Mal so dick wie vorher.

Am Abend kam Luis und so hatte ich etwas Abwechslung.

Schwester Heidi hatte Nachtdienst und nahm sich eine Stunde Zeit, um meine Fragen hinsichtlich der großen Operation, der Intensiv-Station und der Zeit danach geduldig zu beantworten. Sie machte mir Mut, erklärte mir, wie es immer stetig bergauf gehen würde, wie eine Infusionsflasche nach der anderen, ein Schlauch nach dem anderen wegkommen würde und dass ich auf der Station der Kiefer-Chirurgie wieder »aufgepäppelt« werden würde.

Absolut ruhig liegen zu müssen, war nicht einfach, aber auch diese Nacht verging mit Beten, dem wiederholten Aufsagen meiner Affirmationen, und ich hielt immer wieder »meine Rede«, zwischendurch schlief ich auch etwas.

Am nächsten Morgen ging es mir schon besser. Es war inzwischen genügend Zeit seit dem Eingriff vergangen und ich hatte nicht mehr so viel Angst zu verbluten. Nach zehn Uhr durfte ich aufstehen. Die Schwester war mir behilflich und mein erster Weg führte mich ins Bad aufs WC. Der Druckverband war äußerst hinderlich, da ich den rechten Fuß stark ausgestreckt lassen musste. Aber ich war froh, endlich aus dem Bett zu dürfen.

Gegen 14 Uhr wurde ich abgeholt, um mit dem Anästhesisten alles für die Operation am nächsten Tag zu besprechen. Am Nachmittag klärte mich die Dienst habende Schwester darüber auf, was vor der Operation in der Früh »zu tun« war. Die Nachtschwester würde mich um 5:45 Uhr wecken, damit ich genug Zeit zum Duschen und Haarewaschen hatte. Ich bekam ein Krankenhaus-Nachthemd, welches verkehrt herum angezogen werden muss, nämlich mit den Knöpfen auf der Rückseite. Da-

mit ich gut schlafen würde, bekam ich ein leichtes Beruhigungsmittel – eine kleine blaue Tablette.

Luis kam am Abend. Wir besprachen, was wir alles machen
würden, wenn ich wieder zu Hause wäre. Wir träumten gemeinsam von einer schönen Zukunft – von Zeit für einander, von Reisen, von Frankreich – speziell der Provence – und wir planten
unsere Hochzeit und wo wir heiraten wollten. Ich fühlte mich
gut. In meiner Vorstellung hatte ich die Operation und den 30.
Oktober immer wie einen riesigen Berg vor mir gesehen, den es
zu überqueren galt. Ich hatte volles Vertrauen in Prof. Kärcher
und sein Ärzteteam und ich hatte großes Gottvertrauen, vor
allem hatte ich keine Angst. Ich stellte mir wieder und wieder
vor, wie ich durch die Narkose schlafen würde und die Ärzte
ihr Bestes geben würden. Wenn ich den Berg überquert hatte,
würde ich wieder aufwachen.

Ich betete gemeinsam mit Luis, bevor er ging. Vor dem Einschlafen wiederholte ich meine Affirmationen und war ganz ruhig. Ich schlief gut in dieser Nacht.

Mittwoch, 30. Oktober 2002 – Schwester Elisabeth weckte
mich. Sie maß meinen Blutdruck und war äußerst erstaunt über
meine guten Werte.

»Sind Sie denn gar nicht nervös?«, fragte sie mich erstaunt. Ich
war kein bisschen nervös. Wir erledigten alles gemeinsam. Da
ich durch den Druckverband nicht duschen konnte, wurde mir
beim Waschen geholfen. Die Haare mussten mit einem Desin-
fektionsmittel gewaschen werden.

Wieder im frisch bezogenen Bett nahm ich die Beruhigungstablette, sprach übers Handy nochmals mit Luis und
schlief schließlich ein.

Um halb acht wurde ich abgeholt, die Operation war für
acht Uhr angesetzt. Im OP wurde ich für die Operation vorbereitet, aber ich bekam nicht mehr viel mit, ich schlief gleich nach
der Injektion tief und fest.

Ich war insgesamt 15 Stunden im OP – die reine Operationszeit
betrug 13 Stunden, zwei Stunden blieb ich »offen« liegen, da-

mit die Durchblutung der operierten Stellen beobachtet werden konnte.

Um 22 Uhr wurde ich auf die Intensivstation der Neurochirurgie gebracht. Dort erwachte ich erst wieder am Donnerstagnachmittag, 31. Oktober.

»Frau Hager – wie heißen Sie mit Vornamen?«, drang als Erstes in mein Bewusstsein. Ich antwortete!

»Frau Hager – haben Sie Kinder?«

»Ja, zwei Töchter!«

Und weiter: »Wie heißen ihre Töchter?«

»Verena und Teresa!«

Ich konnte sprechen! Ich wusste meinen Namen und die Namen meiner Kinder! Ich öffnete mein linkes Auge, mein rechtes war zugeschwollen – das war also die Intensiv-Station!

Ich nahm einen großen Kopfverband wahr, neben meinem Bett waren Maschinen und Apparaturen, gegenüber sah ich sehr verschwommen zwei Betten, daneben ebenfalls unzählige Apparate. Die Schwester, die mich befragt hatte, stand neben meinem Bett und stellte sich vor. Sie hatte kurzes, schwarzes Haar, eine Perlenkette um den Hals, ein grünes OP-Gewand an und sah unglaublich jung und sehr apart aus. Die anderen Schwestern waren ebenfalls sehr jung. Es gab viele Geräusche im Raum von den Maschinen und die Schwestern sprachen laut und lachten oft. So geht's also zu auf einer Intensiv-Station. Ich registrierte zufrieden, dass ich sehen konnte und was mich noch mehr begeisterte, es ragte kein »Röhrl« aus meinem Hals, es war also kein Luftröhrenschnitt vorgenommen worden. Die hübsche Schwester ermunterte mich, meine linke Hand zu bewegen, und es funktionierte! Das Gleiche gelang auch mit meinem linken Bein und Fuß – ich konnte auch meine Zehen bewegen. Es war ein unbeschreibliches Gefühl. Ich war wieder aufgewacht, konnte denken, hören, sehen, mich – wenn auch zaghaft – bewegen und vorsichtig sprechen, denn der Hals tat von der langen Zeit der Intubation schrecklich weh. Aber das war nichts im Vergleich zu den Befürchtungen, die die Ärzte vor der Operation geäußert hatten. Ich zählte auf Französisch von eins bis zwanzig und weiter die Zehner bis 100. Es ging!

Ich dachte an die Seminare, die ich besucht hatte, wo darüber gesprochen worden war, nicht aufzugeben, zu kämpfen und Herausforderungen anzunehmen. Ich war dankbar für die viele positive Energie, die mir von Außen geschickt worden war, um diese Herausforderung zu bewältigen.

Ganz unvermittelt begann es mich fürchterlich zu würgen, und für den Rest des Tages spuckte ich Blut und Schleim. Der Patient links gegenüber wurde nach seinem Namen gefragt, aber er gab keine Antwort – offensichtlich wusste er ihn nicht mehr. Später bekam er Besuch von seiner Frau und seinem Sohn – aber er sprach nichts.

Luis kam mich besuchen und durfte für eine Stunde bleiben. Er hielt meine linke Hand, er sprach mit mir und ich antwortete, so gut ich zwischen der Spuckerei eben konnte.

Er sagte mir, dass heute Donnerstag sei und morgen, am 1. November, sei Feiertag und er würde mich zwei Mal – je für eine Stunde – besuchen, denn länger als eine Stunde dürfe er nicht bei mir bleiben. Ich freute mich und bat ihn, allen schöne Grüße von mir auszurichten. Er erzählte mir, dass Frau Dr. Kärcher während der Operationszeit immer wieder Informationen über meinen Zustand an Frau Pommer weitergeleitet hätte und dass er und meine ganze Familie dadurch immer gewusst hätten, wie es mir ging, dass ich die lange Zeit der Narkose gut bewältigt hätte und wie die Operation im Allgemeinen verlaufen sei. Prof. Kärcher hatte seine Frau aus dem OP übers Telefon auf dem Laufenden gehalten. Ich hörte Luis glücklich zu, zwischendurch schlief ich immer wieder ein.

Es setzte mich jedes Mal in Erstaunen, wie mein Bett frisch bezogen wurde, während ich darin lag. Es wurde mir gesagt, was zu tun sei, und ich half so gut es ging mit. Zum Schlafen drehte die Nachtschwester mich auf die linke Seite und stützte meinen Rücken mit einem Keil, so dass ich auf dieser Seite gut liegen konnte. Ich schlief gut, obwohl die Geräusche auch in der Nacht vorhanden waren. Ich orientierte mein Zeitgefühl nach dem Dienstwechsel der Schwestern. Es wurden über alle Patienten genaue Protokolle geführt – eine Maschine links neben mir schien alles aufzuzeichnen. Am Mittelfinger meiner rechten Hand war so etwas Ähnliches wie eine große »Kluppe« montiert mit einem Kabel, das in einer Maschine endete. Löste sich die »Kluppe« vom Finger, ertönte ein lautes Warnsignal.

Irgendwann am Freitagvormittag schien Visite zu sein. Ich erkannte Prof. Kärcher und Prof. Flaschka von der Neurochirurgie und mehrere Ärzte und Schwestern. Alle schienen zufrieden mit mir zu sein. Den Dienst habenden Schwestern wurde empfohlen, mich kurz aus dem Bett zu holen und in einen Sessel zu setzen – und ich könnte auch versuchen, etwas zu essen.

Nach Essen war mir überhaupt nicht zumute, ich spuckte bzw. würgte noch immer sehr viel Schleim und Blut in meine Stoffwindel. Es war dann irgendwann um die Mittagszeit, als die Schwestern mich wirklich aus dem Bett holten und in einen Spezial-Sessel neben das Bett setzten. Es war nicht angenehm, aber ich jammerte nicht und hielt tapfer durch. Ich wurde mit irgendeiner klaren Suppe gefüttert. Sie schmeckte scharf und ich konnte nicht gut schlucken.

»Hat der Koch gut gekocht?« fragte mich die Schwester – so wie man ein kleines Kind fragt. Ich bejahte höflich und ein Teil der Suppe rann mir aus dem Mund. Die ganze rechte Gesichtshälfte konnte ich nicht spüren. Ich hatte auch ein äußerst unangenehmes Gefühl, was meinen Hals betraf, so als wäre nur ein kleines, dünnes Rohr in meiner linken Halshälfte offen zum Schlucken. Es war sehr mühsam. Das Schlimmste war jedoch der der Suppe folgende Vanillepudding. Er schmeckte grässlich, ebenfalls sehr scharf, und es tat mir alles weh. Ich schaffte einige Teelöffelchen voll, dann hatte die Schwester Erbarmen und ich wurde wieder ins Bett gebracht.

Luis besuchte mich an diesem Tag wirklich zwei Mal für eine Stunde. Es war schön, obwohl ich mir sehr schwer tat beim Sprechen. Luis wischte mir den Schleim auch aus dem Mund, es war schrecklich, wie dieser einfach nicht aufhörte und sich in die Länge zog.

Der Mann, der seinen Namen nicht wusste, musste beruhigt

werden – er hatte versucht aufzustehen und sich alle Leitungen aus der Vene gerissen. Er redete auch an diesem Tag nicht – sein Sohn und seine Schwiegertochter, die zu Besuch gekommen waren, bekamen keine Antwort von ihm. Er tat mir furchtbar Leid.

Auch in dieser Nacht schlief ich gut.

Es war Samstagvormittag, als Professor Schultes von der Kiefer-Chirurgie neben mein Bett trat. Er war gebürtiger Münchner und die rechte Hand von Prof. Kärcher. Er fragte, wie es mir gehe, und ob ich zurück »nach Hause« – sprich in die Kiefer-Chirurgie wolle.

Ich bejahte.

Er sagte: »Super! – Dann sehen wir uns am Nachmittag!«

Ich wurde für den »Transport« vorbereitet. Schon als ich in mein Bett gehoben wurde, wurde mir furchtbar schlecht. Ich bekam eine Stoffwindel zum Spucken mit, wurde von den Schwestern verabschiedet und dann ging es los. Durch Gänge, mit dem Lift hinunter, durch weitere Gänge, den nächsten Lift kannte ich bereits – dann hinauf in den ersten Stock in die Kiefer-Chirurgie, vorbei am Operationssaal, vorbei am Aufwachraum bis zum Schwesternzimmer. Alle Dienst habenden Schwestern standen vor der Tür und ich hörte wie eine Stimme voll Freude sagte: »Da kommt sie!« Sie strahlten mich alle an und ich wurde vorbeigeschoben, links in den Gang zu meinem Zimmer.

Zu den Schwestern konnte ich nichts anderes sagen, als: »Mir ist so schlecht!«, und schon spuckte ich wieder in meine Windel.

Jetzt war ich wieder in »meinem« Zimmer. Vor mir die Tür zum Bad mit meinem Plakat:

Ich entscheide mich für Gesundheit und Leben!

Ich blickte zum Kruzifix neben der Zimmertür und dankte Gott für alles.

Ich war ganz ruhig und zufrieden. Ich hatte den riesigen Berg geschafft.

———

Ich rufe mir alles ins Gedächtnis – alle die mich lieben, alle die mir Energie geschickt haben, alle die um mich gezittert und für mich gebetet haben.

Ich bin dankbar, Network-Marketing kennen gelernt zu haben, und dafür, in diesem Geschäft Menschen getroffen zu haben, die in dieser schweren Zeit ebenfalls für mich da gewesen sind. Von den Seminaren dort habe ich positives Denken mitbekommen und gelernt, nicht aufzugeben.

Dies alles geht in Sekundenschnelle durch meinen Kopf und es erfüllt mich mit großer Freude.

Mit der rechten Hand ertaste ich mein Nachtkästchen, öffne vorsichtig die Lade und erreiche mein Handy – ich muss Luis schließlich sagen, dass ich schon in meinem Zimmer bin, damit er mich nicht auf der Intensiv-Station sucht. Ich erinnere mich noch an meinen PIN-Code und die Telefonnummer und höre schließlich seine Stimme. Er klingt froh und glücklich und versichert mir, bald zu kommen.

Vorher kommt aber noch Schwester Margret mit dem Essen. Alles flüssig – Suppe, Kartoffelpüree, Fleischsaft – alles flüssig! Und trotzdem sehr schwer zu essen, da mein Mund nur ein paar Millimeter aufgeht und mein Hals noch immer stark schmerzt. Wir bemühen uns beide sehr – aber es geht nicht.

Schließlich meint sie resignierend: »Nein, das geht wirklich nicht«. Ich spüre, dass ich ihr Leid tue. Vorerst geben wir es auf.

Professor Schultes kommt und lobt mich sehr. Er bewundere mich, wie gut ich alles verarbeitet hätte. Er bewundert auch mein Plakat und spricht mit mir darüber und meint schließlich: »20 Prozent macht die Kunst der Ärzte aus, aber das –«, und er deutet auf mein Plakat, »das macht 80 Prozent aus!«

Ich hätte nie gedacht, dass die 80-zu-20-Regel, das Pareto-Prinzip, auch hier zur Anwendung kommt …

Schließlich meint er, vorerst werde ich Suppe, Schnitzel und Salat in »flüssiger Form« bekommen, und hängt eine große Infusion an. Das ist mir nur recht. Vorne in meinem rechten Brustbereich habe ich einen »Stecker« mit Anschlüssen, und alle Infusionen werden dort eingeleitet. Das finde ich äußerst praktisch, denn ich bekomme nicht nur »flüssige Nahrung«, sondern auch Antibiotikum, Schmerzmittel etc. auf diese Weise verabreicht und keiner muss dafür meine »versteckten« Venen suchen.

Luis kommt mich besuchen und wir freuen uns beide sehr. Inzwischen wurde ich von der »Spuckwindel« auf Zellstoff umgestellt. Ich spucke nach wie vor jede Menge Schleim und Blut. Luis hilft mir beim Abwischen, bringt neuen Zellstoff und stellt Tee, Spuckschale und das Glas mit Strohhalm für mich griffbereit auf den Tisch neben meinem Bett. Da ich ausschließlich auf der linken Seite liege, kann ich so alles bequem erreichen, und auch in der Nacht finde ich mich gut zurecht.

Sonntag, 3. November 2002 – Die Schwestern kommen, um mein Bett zu richten, und mit ihrer Hilfe stehe ich auf und schaffe drei Schritte bis zum Sessel neben meinem Bett. Ich »darf« alleine Zähne putzen. Schwester Maria holt die Zahnbürste und fragt nach der Pasta – natürlich ist beides aus meinem Geschäft und sie stellt verwundert fest, dass sie diese Zahnpasta noch nicht kennt. Ich erkläre ihr, dass es eine amerikanische medizinische Zahnpasta sei und dass sie aus meinem eigenen Geschäft komme. Während die Schwestern Ordnung machen, putze ich meine Zähne, wobei ich nur die Zahnreihen auf der linken Mundseite finde – rechts scheint nichts zu existieren. Beim Waschen wird mir geholfen und dann komme ich wieder in mein Bett.

Vor dem Mittagessen besucht mich Frau Pommer. Ich freue mich sehr. Sie habe mir etwas mitgebracht, sagt sie, und zieht eine kleine Plastikschüssel mit einem roten runden Ding darin aus ihrer Tasche.

»Warum bringst du mir eine Tomate mit?«

»Das ist keine Tomate, sondern eine Khaki, die hat viele Vitamine und die wird jetzt gegessen!« Das duldet keinen Widerspruch. Frau Pommer füttert mich mit einem Kaffeelöffel und es geht gut und schmeckt wunderbar. Sie ist mit mir zufrieden.

Mein Mittagessen kommt – es ist alles wieder in flüssiger Form. Frau Pommer füttert mich und es geht eine kleine Spur besser. Aber es ist sehr anstrengend und ich schaffe nicht alles.

Mittag kommt Luis und bleibt bis zum Abend. Mehrere Infusionen werden ab- und angehängt; es geht mir gut.

Montagmorgen darf ich wieder aufstehen, diesmal geht's schon weiter – eine Schwester begleitet mich ins Bad und es geht auch schon viel besser. Am Vormittag kommen zwei Infusionsflaschen weg und ich gehe am Arm einer Schwester und mit den restlichen Infusionsflaschen am »Gestell« in die Ambulanz. Mir ist nicht schwindlig, es klappt ganz gut. Mit dem Essen geht's weniger und ich schicke meist alles zurück. Die Schwestern beginnen sich Sorgen zu machen, sie reden mir gut zu und ich bemühe mich redlich.

Am Dienstag werde ich von den letzten ständigen Infusionen »befreit«. Es ist genau so, wie es Schwester Heidi gesagt hat, es geht bergauf. Auch der Katheter kommt weg und ich darf allein aufs Klo gehen – was für eine Freude.

Am Vormittag kommt plötzlich eine »Schwestern-Abordnung« – an der Spitze Schwester Rosa, es geht ums Essen. Ob ich nicht breiiges Essen versuchen wolle? Ihre Erfahrung hätte gezeigt, dass sich die Patienten manchmal mit breiiger Nahrung leichter täten. Okay. Ab jetzt also nicht mehr alles flüssig, sondern »Brei«.

Schwester Rosa bringt persönlich das Mittagessen und preist es an: Suppe, Kartoffelbrei und Fischpastete ›Irgendwie‹, Tomatensoße und eine Creme als Nachspeise.

Also los, sage ich mir – wenn sich die Schwestern schon so viel Mühe geben, mich zum Essen zu bringen, dann sollte ich mich auch zusammenreißen. Ich arbeite hart, es ist wahnsinnig anstrengend, aber ich schaffe es – ich schaffe das ganze Essen. Ich brauche sehr lange, verbrauche jede Menge Zellstoff und auf meiner Stoffwindel sieht man schließlich die gesamte »Speisekarte« des Tages. Wir sind alle sehr zufrieden und fröhlich. Vor Anstrengung schlafe ich fast den ganzen Nachmittag.

Das »breiige« Abendessen schaffte ich auch – jetzt hatte ich wieder eine Hürde genommen. Ich hätte nie gedacht, dass ich in meinem Alter nochmals »essen lernen« müsste. Über vierzig Jahre hatte ich nach einem bestimmten Schema – welches in meinem Gehirn ebenso lange »abgespeichert« war, gegessen, meist sehr schnell, ohne viel nachzudenken und ohne es richtig zu genießen. Jetzt galt es umzudenken – ich konnte nur mit dem kleinen Löffel essen, ich brachte meinen Mund nur ein paar Millimeter auf. Von einem Suppenlöffel konnte ich nur die Spitze in meinen Mund bringen. Ich begann so zu essen, wie ich es meinen Kindern in deren Kleinkinderzeit abgewöhnt hatte: Ich schlürfte die Suppe bzw. ich saugte alles mehr oder weniger ein, was flüssig war; bei kleinen, festen Brocken musste ich meine Finger zu Hilfe nehmen – ein Stück Weißbrot zerteilte ich in kleine Stücke und schob diese auf der linken Mundseite mit Nachdruck durch meine Zähne. Eine kleine Zahnlücke auf dieser Seite erwies sich als wahrer Segen, denn da ging alles leichter durchzuschieben. Jedes Essen war harte Arbeit, aber ich kämpfte auch hier und ich freute mich über jeden kleinen Fortschritt. Da mein Hals noch immer sehr wund war, hatte ich nach fast jedem größeren »Bröckerl« das Gefühl, ersticken zu müssen. Ich konnte auch nicht kauen, ich spürte meine ganze rechte Gesichts- und Mundhälfte noch immer nicht. Auch meine Zähne auf der rechten Seite waren für mich nicht existent. Flüssigkeit nahm ich mittels Strohhalm zu mir. Nach jedem »festeren« Stück musste ich Flüssigkeit nachtrinken. Ich merkte bald, wie ich am besten zurechtkam. Vor allem musste ich mich sehr konzentrieren und ich brauchte fast eine Stunde für eine Mahlzeit, obwohl alles breiig war. Nach ein paar Löffeln Suppe war ich meist schon schweißgebadet und nach dem Essen musste ich mich hinlegen.

Mein Verbrauch an Zellstoff war gewaltig, aber es ging – und es ging stetig besser. Schließlich nahm ich mir vor, den Kaffee zum Frühstück nicht mehr mit dem Strohhalm zu trinken. Am Anfang schaffte ich jeweils nur einen kleinen Schluck, wobei einiges daneben rann. Durch tägliche »Morgenübung« schaffte ich schließlich – bei vollster Konzentration – zwei Schlucke, ohne mich anzupatzen. Manchmal ging es besser, dann wieder gar nicht. Ich freute mich über jeden kleinen Fortschritt.

Mittwoch, eine Woche nach der Operation, durfte ich alleine duschen! Es war ein Wahnsinnsgefühl, sich selbst zu waschen,

Zähne zu putzen, aufs Klo zu gehen, alleine zu essen. Es ging stetig bergauf.

Der Rest der Woche verging schnell – Kontrollen in der Ambulanz, der normale Krankenhaus-Alltag, viele gute Gespräche mit Ärzten, Schwestern sowie der Krankenhauspsychologin, Frau Dr. Hattinger, Schwester Raphaela von der Seelsorge und Besuche von Luis, meinen Töchtern samt Freund(innen). Mein Vater kam von Mürzzuschlag per Bahn und Straßenbahn. Mit meiner Mutter telefonierte ich mehrmals täglich. Da sie schon jahrelang gesundheitliche Probleme hatte, war es für sie zu beschwerlich, nach Graz zu kommen. Sie fuhr jedoch mit meinem Vater regelmäßig nach Neuberg ins Münster, wo ich gefirmt worden war, und betete dort meist zusammen mit dem Pfarrer zur Madonna. Erst viel später erfuhr ich, dass es nicht nur ihre Gesundheit war, die sie nicht so oft nach Graz fahren ließ, sondern dass es auch wirtschaftliche Gründe hatte – wenn mein Vater alleine kam, konnte er doppelt so oft kommen, denn mit seinen 72 Jahren war ihm der Straßenverkehr durch Graz schon ein bisschen zu viel.

Frau Pommer kam regelmäßig, um mich zu motivieren, meine Tante kam aus Wien und Frau Baumann und meine Upline besuchten mich ebenfalls und kümmerten sich um mein Geschäft und meine Geschäftspartner.

Ich las viel – jeden Tag meine Meditation, sagte meine Affirmationen und es ging mir von Tag zu Tag besser. Prof. Kärcher deutete an, dass ich bei meinen Fortschritten wahrscheinlich in 14 Tagen nach Hause gehen könne. Ich freute mich.

Sonntagvormittag rief ich Luis an. Er meinte, ich klinge so frisch und munter.

Ich stimmte zu und lachte ins Telefon: »Mir geht's heute super …«, und spürte plötzlich Flüssigkeit auf meinem Hals. Ich griff hin, sah auf meinen Fingern rötliche Flüssigkeit. »Ich blute!«, schrie ich ins Telefon und klingelte nach der Schwester.

Ich wurde beruhigt und in die Ambulanz gebracht. Aus der Halsnaht sickerte rötliche Flüssigkeit. Dies sei aber kein Grund zur Besorgnis, es käme öfters vor, wurde ich beruhigt. Mit Halsverband ging ich zurück in mein Zimmer.

Frau Pommer kam auf Besuch – mit einer Thermoskanne mit italienischem Espresso und zwei Espressotassen bewaffnet. Ich freute mich und zeigte ihr, wie gut ich schon aus einer Tasse trinken konnte. Sie war äußerst beeindruckt.

Beim Mittagessen riss ich mich auch zusammen. Es ging gut. Allerdings musste ich nach dem Essen zur Schwester gehen, um mich frisch verbinden zu lassen.

Als Luis kam, gingen wir kurz im Krankenhaus-Gelände spazieren. Es ging ganz gut, aber ich wurde sehr müde. Zurück im Zimmer legte ich mich sofort ins Bett und schlief erschöpft ein. Luis schaute Fußball im Fernsehen. Als ich erwachte, war mir sehr heiß. Ich vermutete, Fieber zu haben – Schwester Heidi hatte Nachtdienst, kam mit dem Fiebermesser und meine Ahnung wurde bestätigt. Die Dienst habende Ärztin verordnete Bettruhe und sagte, ich solle viel trinken.

Montag besah sich Prof. Kärcher gleich nach der Visite meine Wunde und sie wurde gereinigt und frisch verbunden. Die nächsten Tage war die Absonderung aus der Naht unterschiedlich von der Menge, aber es hörte nicht mehr auf. Von Heimgehen war keine Rede mehr – zuerst müsse alles trocken sein!

Am Samstag war es notwendig geworden, eine sog. »Lasche« einzulegen, welche Sonntag noch mal gewechselt werden musste. Eine leichte Beunruhigung erfasste mich. Bei jeder Kontrolle in der Ambulanz sagte ich meine Affirmation gegen die Furcht und die Ängste auf.

Verena hatte ihre geplante Spanienreise um Wochen verschoben, um sicher zu sein, dass es mir gut geht. Aber an diesem Sonntag war es so weit. Sie wollte mit ihrem Freund am nächsten Tag Richtung Spanien abreisen. Wir hatten die letzten Tage bei ihren Besuchen darüber gesprochen und ich hatte sie in ihrem Vorhaben bestärkt und erklärt, dass es mir gut gehe.

Nun war es also so weit. Sie kamen am Nachmittag, um sich zu verabschieden. Verena bat mich, nicht so viel zu weinen wie im Februar am Flughafen vor der Australien-Reise. Und ich riss mich zusammen so gut ich konnte und weinte nur wenig, als sie sich von mir verabschiedete. Erst als sie gegangen waren, ließ ich meinen Tränen eine Zeit lang freien Lauf. Irgendwie scheint ein Stück meines Herzens jedes Mal mit ihr mitzugehen.

Montag war Prof. Kärcher nicht in der Klinik, er leide an einem grippalen Infekt, wurde mir gesagt. Mein Halsverband wurde wie gewohnt in der Früh in der Ambulanz gewechselt und die Wunde von Prof. Sandler angesehen.

Es war kurz vor Mittag, als plötzlich Prof. Sandler in Begleitung von Prof. Flaschka in mein Zimmer kam. Mein Verband wurde abgenommen, jetzt besah Prof. Flaschka auch meine Halsnaht samt austretender Flüssigkeit und empfahl sofort eine Probe vom Sekret zu nehmen und dahingehend zu untersuchen, ob nicht womöglich Hirnflüssigkeit austrat. Er wollte nach seiner Vorlesung am Nachmittag noch mal nach mir sehen.

Ich beruhigte mich nur langsam, mir gingen die Worte »austretende Hirnflüssigkeit« und »Kreuzstich« nicht aus dem Kopf.

Ich bekam mein Mittagessen und war gerade mit der Suppe fertig geworden, als Prof. Sandler zu mir ins Zimmer kam. Er eröffnete mir, dass nach Rücksprache mit Prof. Kärcher entschieden worden war, nochmals zu operieren. Prof. Kärcher würde um 18 Uhr die Operation selbst durchführen. Ich war geschockt. Prof. Sandler sprach beruhigend auf mich ein und erklärte mir die Notwendigkeit der Operation.

Wegen der Narkose durfte ich nicht weiter essen, aber mir war ohnehin der Appetit vergangen.

Ich rief sofort Luis an, als der Professor gegangen war, und heulte ins Telefon. Er wollte alles im Geschäft regeln und dann sogleich zu mir kommen.

Frau Oberärztin Dr. Spindler bereitete mich auf die Narkose vor und ich unterschrieb wieder ein Anästhesie-Protokoll. Da ich meinen Mund noch nicht allzu weit öffnen konnte, müsse eine Intubation durch die Nase vorgenommen werden – wobei sie mir versicherte, dass ich schon vorher eine leichte Narkose erhalten und somit nicht allzu viel spüren würde. Ich war total verunsichert und aufgewühlt.

Frau Dr. Hattinger wurde zu mir geschickt und wir sprachen über meine Ängste und Sorgen. Langsam wurde ich etwas ruhiger. Ich rief meine Eltern an und gab auch Frau Pommer Bescheid.

Als Luis kam, wurde mir etwas besser. Wir sprachen über alles und ich bat ihn, am Abend noch mal zu kommen; die Operation sollte nicht allzu lange dauern und ich wollte ihn beim Aufwachen sehen. Luis ging, als ich von den Schwestern für die Operation vorbereitet wurde.

Um 17 Uhr kam Prof. Kärcher und besprach mit mir den Operationsvorgang. Er würde vom Hals ausgehend nochmals die gesamte Operationsnaht öffnen, um den Entzündungsherd lokalisieren zu können und er wolle sich davon überzeugen, dass keine Hirnflüssigkeit austrat und im Schädelbereich alles in Ordnung sei. Während er mir alles erklärte, hielt er einen »Sicherheitsabstand« zu mir, um mich nicht anzustecken.

Ich bekam eine Beruhigungstablette, wiederholte meine Affirmationen und war bereit, auch das noch durchzustehen.

Um 18 Uhr wurde operiert; gleich nach der Operation kam ich in mein Zimmer und wachte um 19:30 Uhr auf. Prof. Kärcher stand am Fußende meines Bettes, schon in »Privatkleidung« und fragte nach meinem Befinden. Ich hatte furchtbare Kopfschmerzen auf der rechten Seite. Er verordnete eine schmerzstillende Spritze, die ich sogleich bekam. Er verabschiedete sich, wünschte mir eine gute Nacht und sagte, er würde sofort am nächsten Tag wieder nach mir sehen.

Luis kam und hielt meine Hand. Da die erste Spritze keine Wirkung zeigte, bekam ich noch eine verabreicht. Prof. Sandler schaute ins Zimmer, um mir persönlich die gute Nachricht zu überbringen, dass keine Hirnflüssigkeit ausgetreten war, sondern dass es zu einer Nekrose des Musculus temporalis gekommen war. Durch das Absterben dieses Muskels war das Sekret abgesondert worden. Der Muskel musste entfernt werden.

Meine Schmerzen ließen etwas nach. Ich war erstaunlich munter und bat Luis, übers Handy Teresa und meinen Eltern Bescheid zu geben. Ich spuckte wieder Schleim und Blut, aber es war nicht so arg wie nach der großen Operation. Neu waren zwei Schläuche, die Sekret aus meiner neuen Halsnaht in eine Flasche leiteten. Das war mir nicht angenehm, zumal die Schläuche mit einer Art »Schere« abgeklemmt waren, die auf meiner Brust auflag. Ich bekam noch eine Infusion und schlief schließlich ein.

Am nächsten Morgen half mir die Schwester beim Aufstehen und ich ging mit ihrer Hilfe ins Bad und es ging erstaunlich gut. Die Flasche, die ich mittragen musste, war etwas hinderlich. Ich konnte jetzt auch nicht duschen, sondern konnte mich nur »abschnittsweise« waschen. Eine Schwester war mir beim Waschen des Rückens behilflich.

Es begann alles wieder von vorne.

Meine rechte Gesichtshälfte war furchtbar verschwollen, mein rechtes Auge komplett zu. Da ich durch den Kopfverband keine Brille tragen konnte, war es mit dem Sehen nicht so besonders. Ich kam mir vor wie ein Maulwurf. Ich getraute mich auch nicht hinaus auf den Gang zum Spazierengehen. Aber ich trainierte trotzdem. Jedes Mal, wenn ich ins Bad musste, ging ich anschließend einige Runden in meinem Zimmer und die vertraute Umgebung machte mich sicher. Ich ging die Wand entlang bis zum Bett und schaffte immer eine Runde mehr. In der rechten Hand meine Flasche, in die meine Schläuche mündeten, die linke Hand zur Sicherheit frei, um mich gegebenenfalls beim Bett oder Tisch anhalten zu können. Als ich drei Runden in einer Richtung schaffte, ging ich in die andere Richtung, um nicht schwindlig zu werden. Ich übte verbissen, sagte es aber niemandem. Ich hängte jedes Mal eine Runde mehr an in jede Richtung. Es war anstrengend, aber es ging immer besser, obwohl ich mir manchmal vorkam, wie ein Tier in einem kleinen Käfig.

Ich las mit einem Auge so gut es ging und ich träumte – träumte von Gesundheit, Leben, Reisen, vom Golfspielen, das ich immer aufgeschoben hatte, träumte von Venedig, einer meiner Lieblingsstädte, die ich meist zwei Mal im Jahr besucht hatte, und von Frankreich. Ich dachte an Verena, wo sie zurzeit wohl gerade war und dass sie noch gar nichts von meiner neuerlichen Operation wusste. Ich stellte mir vor, was ich in Zukunft alles machen wollte, schmiedete Pläne und malte mir gedanklich alles in wunderschönen Farben aus. Ich träumte immer schon vor dem Einschlafen. Alles würde gut werden.

Am Abend erreichte ich Verena übers Handy. Sie war bereits in Frankreich, in Maussanne. In der kleinen Ortschaft in der Nähe von Arles in der Provence hatten wir viele Urlaube verbracht; als die Mädchen noch klein gewesen waren, war ich mit ihnen meist den ganzen Juni in Südfrankreich. Jetzt war Verena in Maussanne und wir freuten uns beide sehr.

Am nächsten Morgen stand ich zum Frühstück auf! Ich setzte mich zum Tisch, stellte meine Flasche rechts neben mir auf den Boden. Ich wollte mit dem Essen beginnen, da bemerkte ich, dass ich meine Stoffwindel auf dem Beistelltisch am Nachtkästchen vergessen hatte. Ich stand auf … und stieg auf den Schlauch … und ein Wahnsinnsgefühl schoss vom Kiefer bis in meinen Kopf mit einem entsetzlichen Geräusch. Ich erschrak furchtbar, nahm die Flasche, ging zum Bett und läutete nach der Schwester. Unter Tränen schilderte ich ihr, was passiert war – ich war völlig fertig. Sie versuchte mich zu beruhigen, legte mich ins Bett. Ich wollte nichts mehr essen, mir war schlecht, so sehr hatte ich mich auf geregt. Als die Visite kam, lag ich noch immer geschockt in meinem Bett und in meinen Kopf rauschte es wie an einem Wildbach. Prof. Kärcher beruhigte mich und ich wurde unverzüglich per »Rollstuhl« in die Ambulanz gebracht. So schlecht hatte ich mich noch nie gefühlt. Prof. Kärcher untersuchte mich und meinte, es sei so weit alles in Ordnung.

Ich verweigerte den Rollstuhl, ging zu Fuß zurück in mein Zimmer und legte mich ins Bett. Das starke Rauschen in meinem Kopf hielt bis Mittag an, dann wurde es leicht besser.

Am späteren Nachmittag wurde plötzlich alles heller – mein rechtes Auge ging langsam auf. Zuerst konnte ich nur einen Lichtschein durch einen schmalen Spalt wahrnehmen, dann öffnete sich das Auge immer mehr und am Abend konnte ich auch auf dem rechten Auge wieder sehen! Das Rauschen im Kopf hatte nunmehr auch aufgehört und mein psychischer Zustand besserte sich rasant.

Jede der Schwestern war zu mir freundlich und sehr bemüht. Um besser schlafen zu können, bekam ich jeden Abend eine so genannte ASE, eine atemstimulierende Einreibung, welche wahre Wunder bewirkte, denn ich schlief danach tief und fest.

Die nächsten Tage achtete ich sorgsam auf meine Kabel; in der Flasche sammelte sich immer weniger Sekret, oft war die Flasche den ganzen Tag nur bodenbedeckt. Prof. Kärcher stellte mir die Entfernung der Kabel in Aussicht. Sofort erkundigte ich mich bei den Schwestern, ob dies sehr schmerzhaft sei. Irgendwie wurde ich immer empfindsamer, fast übersensibel, denn ich hatte plötzlich Angst vor jeder Untersuchung in der Ambulanz. Ich »arbeitete« dahingehend daran, dass ich mich mit Affirmationen und mit dem »Strömen« meiner Finger stärkte. Aber ich fürchtete mich vor jeder Nadel und jeder noch so kleinen Spritze.

Das Entfernen des Redon war dann gar nicht arg. Prof. Kärcher führte dies selbst durch und war mit der Wundheilung zufrieden. Er stellte mir ein »freies« Wochenende zu Hause in Aussicht. Was für eine Freude – es ging wieder bergauf.

Jetzt trainierte ich in den Gängen der Kieferchirurgie meist zwei bis drei Mal am Tag. Zuerst ging ich mit meinen jeweiligen Besuchern spazieren.

Wenn mein Vater zu Besuch kam, blieb er meist tagsüber bei mir. Als ich nach Wochen erstmals Nudeln (Hörnchen) statt Kartoffelpüree als Beilage zum Mittagessen bekam, war er auch bei mir. Die Hörnchen waren eine gewaltige Herausforderung. Da ich nicht gleichzeitig essen und reden konnte, war es gut, dass Frau Baumann auch anwesend war. Sie unterhielt sich mit meinem Vater, während ich mit den Nudeln kämpfte. Nach dem Essen sammelte mein Vater die unter dem Tisch liegenden Nudeln auf – aber er lobte mich sehr, denn die Hälfte hatte ich sicher geschafft.

Am Abend besuchte mich Frau Pommer. Zu »Trainingszwecken« hatte sie mir Mandarinen mitgebracht.
Sie schälte sofort eine ab und sagte: »Wie Du sie isst, ist egal, und wenn Du sie auszuzelst, aber gegessen wird sie!« Ich habe

ihr ohnehin nie widersprochen und irgendwie schaffte ich an diesem Tag der Herausforderungen auch noch die Mandarine.

Nach fast fünf Wochen ununterbrochenem Aufenthalt im Krankenhaus durfte ich tatsächlich für ein Wochenende nach Hause. Alle Schwestern und Ärzte freuten sich mit mir. Am Samstag holte mich Schwester Michi als Erste in die Ambulanz, damit ich gleich nach Hause konnte, denn Sonntagabend sollte ich wieder in der Klinik sein.

Es war ein unglaubliches Gefühl – endlich wieder zu Hause.

Meine Eltern hatten mit Freuden das ganze Haus und den Garten in vielen Arbeitsstunden in Ordnung gebracht, und meine Mutter hatte das Haus weihnachtlich geschmückt. Es war wunderschön.

Den Samstagnachmittag genoss ich sehr; ich richtete mich im Wohnzimmer »häuslich« ein, hatte alles Wichtige rund um die Wohnzimmer-Couch griffbereit, Luis versorgte mich mit Essen und Tee. Ich merkte schnell, dass die Wege zu Hause viel weiter waren als im Krankenhaus-Zimmer. Aber ich fühlte mich wohl. In der Nacht jedoch bekam ich entsetzliche Angstzustände und konnte nicht schlafen. Ich döste lediglich dahin und es plagten mich Visionen, was alles passieren könnte, und dass keine Schwester und kein Arzt in der Nähe waren, um im Notfall zu helfen.

Der Sonntag verging rasend schnell – wir erledigten zu Mittag Bankangelegenheiten, ich telefonierte, hörte meine Sprachbox ab und sprach meiner Sponsorin und meiner Upline auf die Amtel-Box. Ich packte Weihnachtsbilletts und Adressbuch ein, um im Krankenhaus die private und geschäftliche Weihnachtspost erledigen zu können. Ich schrieb für Luis Einkaufs- und andere Erledigungslisten. Sandra, eine Freundin meiner Töchter und die Schwester von Verenas Freund, hatte Diego zu sich geholt und kümmerte sich liebevoll um ihn; so hatten wir eine Sorge weniger, denn den ganzen Tag war ja jetzt niemand mehr zu Hause.

Gegen 18:30 Uhr kamen wir in die Kiefer-Chirurgie. Ich wurde in der Ambulanz untersucht und der Dienst habende Arzt war sehr zufrieden – die Wunde sah gut aus und war auch fast trocken. So war ich auch zufrieden und schickte Luis früher nach Hause.

Die Schwestern waren erstaunt, dass ich zu Hause nicht gut geschlafen hatte; ich bekam meine kleine blaue Tablette, eine Rückenmassage und schlief in dieser Nacht sehr gut.

Der Matura-Ball meiner Tochter Teresa war für den 7. Dezember festgesetzt. Ich fokussierte dieses Datum, ich wollte unbedingt dabei sein. Obwohl es nicht danach aussah, dass ich so bald für immer entlassen werden würde, wollte ich wenigstens für dieses Wochenende nach Hause, denn es war mir ungeheuer wichtig, bei diesem Ereignis für meine Tochter dabei zu sein. Und ich traf meine Vorbereitungen – ich setzte alles in Bewegung.

Als Erstes sprach ich mit Frau Pommer und fand vollste Unterstützung. Sie bestärkte mich darin, darauf hinzuarbeiten, an diesem Wochenende wieder nach Hause gehen zu dürfen. Sie wollte mir ein Tuch nähen, damit ich meinen Kopfverband etwas kaschieren konnte. Als Dank dafür und für vieles andere lud ich Frau Pommer mit ihren Kindern zum Ball ein. Auch als »seelische« Unterstützung und aus medizinischen Erwägungen war es für mich sehr wichtig, sie dabei zu haben.

Mit Frau Dr. Hattinger, der Krankenhauspsychologin, besprach ich mein Vorhaben ebenfalls. Sie fand es super. Wir redeten mehrmals darüber und auch über meine Ängste, die zu Hause in der Nacht aufgetreten waren. Wir besprachen auch die Situation am Maturaball, die vielen Leute, das eventuelle »Angestarrt-Werden« und vieles mehr. Es war mir alles egal, ich wollte den Ball von Teresa unbedingt besuchen, und wenn es nur für zwei Stunden wäre.

Teresa selbst freute sich, als ich ihr meine Absicht mitteilte, meinte aber, ich sollte nur kommen, wenn es mir gesundheitlich nicht schaden würde. Ich versprach es ihr. Die Gattin von Prof. Kärcher wurde von Frau Pommer über unsere Aktion informiert und wir bekamen von höchster ärztlicher Stelle – inoffiziell – grünes Licht, jedoch wurde ein »Tanz- und Alkohol-Verbot« ausgesprochen. Das war aber ohnehin klar gewesen.

Da ich wusste, dass der Ball im Grazer Congress stattfinden

würde und eine Treppe in den oberen Stock bewältigt werden musste, baute ich in meine Trainingsrunden die zwei Treppen ein, die von der Kiefer-Chirurgie zum Ausgang im Erdgeschoss führten.

Mittlerweile marschierte ich schon drei Mal am Tag und begleitete jeden meiner Besucher zum Ausgang. Zuerst war es etwas beschwerlich, aber wie bei jedem Training wurde es von Mal zu Mal besser. Ich hatte auch eine Trainings-Partnerin gefunden, eine Lehrerin aus Bruck/Mur. Wir hatten unsere fixen Trainingszeiten und drehten nunmehr zu zweit die Runden in den Krankenhaus-Gängen. Obwohl wir beide nicht gut sprechen konnten und wir den jeweils anderen auch nicht immer gut verstanden, unterhielten wir uns dabei, und so war alles viel kurzweiliger.

Um den Mund weiter öffnen zu können, wurde mir gezeigt, wie ich mittels Holzspateln üben konnte. Wir begannen mit zwei übereinandergelegten Spateln, durch leichtes Hin- und Herbewegen gegen die obere und untere Zahnreihe und das Dazwischenschieben des nächsten Spatels wurde der Mund langsam weiter geöffnet. Wir schafften beim ersten Mal vier Stück, zwei Tage später waren es bereits sechs und ich übte fleißig jeden Tag allein.

Am Donnerstag, 5. Dezember, war Krampus-Tag und Frau Pommer kam mit zwei Überraschungen. Sie hatte mir ein Spezial-Kopftuch aus einem Abendkleidstoff für den Ball genäht. Ich hatte ihr mein Abendkleid lediglich beschreiben können; es würde mir auch sicherlich noch passen, denn ich hatte ja einige Kilo abgenommen. Das Tuch sah toll aus und Frau Pommer hatte auch den richtigen Farbton gefunden. Außerdem hatte sie mir einen Bratapfel mitgebracht – gefüllt mit Marzipan und Nüssen. Der Apfel ging ganz gut mit dem Kaffeelöffel, die Marzipan-Nussfüllung war wieder eine echte Herausforderung für mich. Aber ich schaffte es – schließlich liebe ich Marzipan. Ich begleitete Frau Pommer zum Ausgang auch über die Treppe hinunter und sie war überrascht, wie gut und sicher ich die Stiegen bewältigte. Vor Freude hing ich noch ein paar Runden an und ging die

Treppe auf der anderen Seite des Gebäudes auch hinunter und wieder zurück in mein Zimmer.

Luis kam und brachte mir einen großen goldenen Nikolaus-stiefel als Vase mit einem wunderschönen Rosen-Arrangement, in das kleine Schokoladen-Krampusse gesteckt waren. Inzwischen sah es zwischen den Scheiben meines großen Zimmer-Fensters bereits wie in einer Gärtnerei aus. Die Blumen hielten dort besonders gut und es hatten viele Sträuße Platz.

Freitag – nach der Untersuchung in der Ambulanz – fragte ich Prof. Kärcher, ob es möglich wäre, dass ich übers Wochenende nach Hause gehen könnte. Er erlaubte es. Zurück in meinem Zimmer rief ich sofort Frau Pommer an und wir besprachen alles übers Telefon und freuten uns. Zum Glück fand der Matura-Ball ihres Sohnes an diesem Freitag statt, so konnten sie am Samstag ebenfalls kommen.

Samstagfrüh wurde ich von Dr. Butini, einem jungen, sehr netten Arzt, gebürtig aus Parma in Italien, untersucht und frisch verbunden. Dr. Butini war bei meiner großen Operation im Team von Prof. Kärcher dabei gewesen und war darauf auch sehr stolz. Wir unterhielten uns immer sehr gut, über Italien, über gutes Essen, Filme und vieles mehr, aber ausgerechnet an diesem Morgen verpasste er mir einen riesigen Kopfverband. Das sah für den Ball nicht sehr schick aus.

Luis holte mich ab. Im Gegensatz zum ersten »Heimurlaub« ging es diesmal beim Nachhausefahren bereits besser. Die Autos machten mich nicht mehr so nervös, auch die Geschwindigkeit (50 km/h!) schreckte mich nicht mehr.

Luis setzte mich zu Hause ab, richtete mir ein Essen und Tee und musste wieder ins Geschäft. Ich suchte passende Schuhe zu meinem Ballkleid, da ich mir nicht zutraute, mit hochhacki-gen Sandaletten zu gehen. Ich fand sehr elegante, geschlossene Pumps, nicht zu hoch und im gleichen Farbton wie das Kleid. Trotz meiner großen Freude war ich doch etwas nervös.

Obwohl Luis nicht begeistert von meinem Vorhaben war, da er sich große Sorgen um mich machte, hatte er mein Kleid reinigen lassen. Er versuchte noch, mir die Sache auszureden, aber ich ließ mich nicht davon abbringen und so begleitete er mich – schließlich war ich auf einen »starken« Arm angewiesen. Das Tuch drapierte ich über den Kopfverband und fixierte es mittels Sicherheitsnadeln. Ganz ließ sich der Kopfverband allerdings nicht verbergen, zumindest vorne war er stark sichtbar, denn wie bei einer italienischen Nonne eines strengen Ordens war meine ganze Stirn eingewickelt.

Ich hatte ein Taxi bestellt und es ging los. Es schneite leicht und es war kalt. Der Fahrer hatte die Heizung stark aufgedreht und mir wurde ein bisschen schlecht, aber ich glaube, es war mehr die Aufregung.

Wir kamen gegen 20 Uhr an und es waren schon sehr viele Leute da. Wir fanden Teresa, die sehr beschäftigt war, und ich begrüßte auch einige Schulfreundinnen von ihr. Ich schaffte bravourös die Treppe, alles ging gut. Vor dem Ballsaal trafen wir auf Frau Pommer. Sie kam strahlend auf uns zu und meine letzte Unsicherheit, ob es richtig gewesen war zu kommen, verschwand endgültig. Bis zum Beginn der Polonaise platzierten sie mich auf einem Klappsessel an der Wand des Ballsaales.

Um 20:30 Uhr begann die Polonaise.

Es war für mich ein so schönes, fast unbeschreibliches Gefühl hier stehen zu dürfen, die Musik zu hören, diesen jungen, hübschen Mädchen und Burschen zusehen zu können, dass ich mit den Tränen kämpfte, nicht nur kämpfte, ich ließ meinen Tränen freien Lauf und hielt ganz fest die Hand von Luis. Selten hatte ich so ein Glücksgefühl verspürt – ich horchte tief in mich hinein – und spürte plötzlich das Leben, ja ich spürte in diesem Augenblicken ganz stark, dass ich noch lebte. Ich hatte mein Leben zurückbekommen, oder besser, ein zweites Leben geschenkt bekommen und eine neue Chance. Es war einer der schönsten Augenblicke meines Lebens.

Nach Beendigung der Polonaise ging ich ganz gerührt zu unserem Tisch. Vorsorglich hatte ich einen Strohhalm mitgenommen, um meinen Orangensaft trinken zu können, ohne mich anzupatzen. Später ging ich an Frau Pommers Arm eine Runde durch die Menge, für den Rest des Abends saß ich glücklich und zufrieden am Tisch. Einige ehemalige Schulfreundinnen meiner Ältesten kamen und sprachen ohne Scheu mit mir. Sie waren alle sehr nett, unbefangen und ich hatte nicht den Eindruck, dass sie über mein Aussehen schockiert waren, zumindest ließen sie es sich nicht anmerken. Ich war auch beruhigt, dass ich trotz Kopfverband und »Verkleidung« noch als Mutter meiner Töchter zu erkennen war.

Bis zur Mitternachts-Einlage wollte ich nicht bleiben, schließlich wollte ich nichts übertreiben oder herausfordern. Frau Pommer holte Teresa vom »Mehlspeis-Stand« und sie setzte sich noch zu uns. Sie bedankte sich, dass ich »trotz allem« – wie sie es ausdrückte – gekommen war. Ich umarmte sie und versicherte ihr, dass ich alles getan hätte, um sie an diesem Abend nicht allein zu lassen, schließlich liebe ich meine beiden Mädchen von ganzem Herzen.

Wir verabschiedeten uns und Frau Pommer begleitete uns noch hinunter. Wir gingen über die Straße zum Taxistand und fuhren nach Hause. Eine große Freude war in mir. Ich war müde, schlief aber auch in dieser Nacht zu Hause nicht gut. Ein seltsamer Schmerz machte sich hinter meinem rechten Ohr bemerkbar und hielt die ganze Nacht an.

Den ganzen Sonntag über fühlte ich mich nicht so recht wohl. Der Schmerz hinter meinem rechten Ohr ließ auch tagsüber nicht nach. Ich versuchte mich abzulenken, erledigte Banksachen, hörte das Amtel ab und gab an die Upline und meinen Sponsor Nachricht über mein Befinden weiter. Ich erledigte diverse sonstige Telefonate und richtete meine Sachen für das Krankenhaus. Nach dem Mittagessen gingen wir noch ein kleines Stück spazieren und danach legte ich mich etwas hin. Beim Gedanken an das Krankenhaus begann ich zu weinen und wurde richtig verzagt. Luis tröstete mich – er meinte, es würde nun nicht mehr lange dauern und dann könnte ich immer zu Hause bleiben. Es war der 8. Dezember und fast zwei Monate Krankenhaus-Aufenthalt lagen schon hinter mir.

Sehr bedrückt stieg ich um 18 Uhr ins Auto, während der Fahrt zum Krankenhaus wurde mir schlecht und ich konnte vor der

Klinik auch nicht gleich aus dem Auto aussteigen, so übel war mir. Ich hatte das Gefühl, als käme mir einfach alles »hoch«.

Ich mobilisierte alle Kräfte und wir gingen hinein, doch gleich nach der Eingangstür würgte es mich wieder furchtbar und wir mussten eine Weile warten, bis ich die Stiegen hinaufgehen konnte. Ich riss mich zusammen, murmelte meine Affirmationen vor mich hin und es wurde etwas besser. Ich meldete mich bei der Nachtschwester zurück und ging in mein Zimmer. Erst um 20:30 Uhr hatte der Dienst habende Arzt Zeit, um mich anzusehen und die Wunde neu zu verbinden. Ich sagte ihm, dass ich Schmerzen hätte und er murmelte etwas von einem »Trauma« hinter meinem Ohr – eventuell bedingt durch den starken Verband. Ich bekam einen neuen Verband mit einer so genannten »Entlastungsstütze« für mein Ohr. Beruhigt ging ich in mein Zimmer; eine gewisse Erleichterung war jetzt spürbar und ich war zufrieden. Ich schickte Luis nach Hause; in dieser Nacht schlief ich etwas besser.

Gleich nach der Visite am Montagmorgen untersuchte mich Prof. Kärcher. Er stellte fest, dass ein Hautteil hinter meinem rechten Ohr abgestorben war und der Knochen auf über drei Zentimeter »blank« lag, meinte aber zu meiner Beruhigung, dass vorerst abgewartet werden müsse und dann mittels Lokalanästhesie Haut darüber gezogen und neu vernäht werden müsse.

Ich telefonierte nach der Ambulanz mit Herrn Dr. Wagner und teilte ihm mit, dass wiederum etwas eingetreten war, mit dem ich nicht gerechnet hatte.

Dr. Wagner empfahl mir zwei homöopathische Mittel und sagte ruhig und bestimmt: »Das Blatt wird sich nunmehr wenden!« Es klang so bestimmt, dass ich ganz ruhig und gelassen wurde.

Mein Vater kam am Vormittag und ich freute mich sehr, war recht gut gelaunt und zuversichtlich. Nach dem Mittagessen kam Frau Dr. Hattinger und wir besprachen das vergangene Wochenende, wie es mir auf dem Ball und überhaupt zu Hause ergangen war.

Noch während unseres Gespräches wurde ich von einer Schwester zur Blutabnahme abgeholt. Ich war total verwundert – warum jetzt eine Blutabnahme? – folgte ihr aber sogleich ins Behandlungszimmer.

Frau Dr. Hattinger wollte auf mich warten und unterhielt sich inzwischen mit meinem Vater.

Die Dienst habende Ärztin wartete bereits und meinte, während sie eine geeignete Vene suchte: »Morgen werden Sie operiert.«

Ich entgegnete, dass dies nicht möglich wäre, da der Professor mir am Morgen gesagt hatte, dass einige Tage zugewartet werden müsse und dann lediglich mittels Lokalanästhesie in der Ambulanz die Hautnekrose bereinigt werden würde. Die Ärztin meinte jedoch, ich stünde für morgen, Dienstag, auf dem Operationsplan. Hilfe suchend sah ich zur Schwester, die am Morgen in der Ambulanz Dienst gehabt hatte – sie bestätigte das von mir Gesagte und schien auch etwas ratlos zu sein. Nach Erledigung der Blutabnahme ging ich etwas verwundert zurück in mein Zimmer.

Ich sagte zur Psychologin und zu meinem Vater: »Jetzt muss ich schon wieder operiert werden – anscheinend geht das immer so weiter und ich komme nie mehr aus diesem Krankenhaus heraus!« Ich setzte mich – überraschenderweise – ruhig und gefasst auf mein Bett. Es gingen mir sehr viele Gedanken in rasender Geschwindigkeit durch den Kopf. Frau Dr. Hattinger fragte mich, ob es mir recht sei, wenn sie sich erkundigen würde. Ich bat sie darum. Mein Vater redete beruhigend auf mich ein. Frau Dr. Hattinger kam zurück und teilte mir mit, dass alles seine Richtigkeit hätte und ein Aufklärungsgespräch über die morgige Operation noch stattfinden würde und ob sie noch etwas für mich tun könnte. Ich dankte ihr und meinte, ich käme ganz gut zurecht.

Herr Prof. Kärcher kam gleich darauf persönlich zu mir und erklärte mir die Notwendigkeit, die »Reparatur« der Hautnekrose in Vollnarkose durchzuführen und sofort durchzuführen, damit ich schneller nach Hause gehen könne. Er erklärte mir auch den Operationsvorgang und dass er selbst den Eingriff vornehmen würde. Ich nahm alles überraschenderweise sehr ruhig und gefasst auf. Mein Vater war mir eine große Hilfe, da auch er mir ganz ruhig Mut zusprach.

Luis teilte ich telefonisch mit, dass ich wieder einmal operiert werden müsse. Auch meine Tante in Wien rief ich an und bat um Energie in mentaler Form für die bevorstehende Operation.

Die Anästhesie-Ärztin der Kiefer-Chirurgie, Frau Oberärztin Dr. Spindler, besprach mit mir den Narkoseablauf. Sie sprach sehr einfühlsam, obwohl ich alles jetzt schon zum vierten Mal hörte, und ich wunderte mich, dass ich so ruhig und gefasst blieb. Wie bei der vorigen Operation würde sie wieder die Intubation über die Nase durchführen, da mein Mund noch immer nicht weiter als einen halben Zentimeter aufging.

Am Ende ihrer Ausführungen meinte sie noch: »Einen Luftröhrenschnitt für den Notfall behalte ich mir vor …«, und sie hielt dies im Aufklärungs-Protokoll auch schriftlich fest. Dann reichte sie mir ihren Kugelschreiber zur Unterschrift. Beim Wort »Luftröhrenschnitt« war ich wohl etwas zusammengezuckt, unterschrieb dann aber mit ruhiger Hand. Frau Dr. Spindler empfahl ein Beruhigungsmittel für die Nacht und notierte es für die Schwester. Mit den Worten: »Wir sehen uns dann morgen«, verabschiedete sie sich.

Mein Vater blieb noch bis 16:30 Uhr, dann musste er zum Zug. Ich riss mich zusammen, weinte nicht, sondern lächelte zum Abschied und er wünschte mir alles Gute. Ich spürte, wie traurig er war, aber nach außen ließ er sich nichts anmerken. Ich wusste, dass er mit meiner Mutter wiederholt nach Neuberg ins Münster gefahren war, um zu beten und Kerzen für mich zu entzünden. Sie würden es wohl morgen wieder so halten.

Mit meiner »Trainingspartnerin«, Frau Raser, ging ich am Abend einige Runden spazieren und berichtete vom morgigen Operationstermin und dass sie die nächsten Tage wohl allein gehen müsse.

Nach Geschäftsschluss kam Luis; er lächelte, sprach mir Mut zu – aber ich fühlte seine Besorgnis. Er blieb länger bei mir; bevor er ging, nahm ich die Spezial-Beruhigungstablette und so schlief ich die ganze Nacht durch.

Ich war auf dem Operationsplan für diesen Dienstag die Nummer drei, daher wurde ich auch nicht extra früh geweckt. Es war alles wie sonst auch.

Schwester Heidi hatte Dienst, darüber freute ich mich sehr, denn obwohl ich mich mit allen Schwestern sehr gut verstand, hatte sich zu einigen – und dazu zählte auch Schwester Heidi – ein sehr harmonisches und freundschaftliches Verhältnis aufgebaut. Ich dachte viel nach, meditierte, telefonierte noch mit meinen Eltern und mit Luis. Als ich mein Handy schon ausgeschaltet hatte, erreichte mich meine Mutter über das Schwestern-Telefon. Sie teilte mir mit, dass die Cousine meines Vaters erst jetzt von meiner Situation erfahren hätte und meiner Mutter an diesem Morgen ein größeres Geldgeschenk übergeben hatte. Es sei für mich bestimmt.

Meine Mutter meinte noch: »Werde ganz schnell wieder gesund, komm schnell wieder auf die Beine und dann kauf dir etwas, woran du Freude hast und verwende es für dich!« Als sie mir die Summe nannte, verschlug es mir die Sprache: Es war haargenau der gleiche Betrag, denn ich für die Kinder-Krebshilfe spenden wollte, nämlich 750 Euro. Das musste ich ja auch noch erledigen, also galt es wirklich, schnell wieder auf die Beine zu kommen.

Ich bekam meine Beruhigungstablette und schlief ein wenig. Dann wurde ich abgeholt und in den OP gebracht. Frau Oberärztin Dr. Spindler wartete schon; ich schlief schnell ein.

Als ich erwachte, war Frau Dr. Spindler im Aufwachraum bei mir – etwas war anders als sonst – ich hatte zwar kein Röhrl als Folge eines Luftröhrenschnittes, was mich überaus freute, aber ich bekam Sauerstoff durch eine Maske. Und ich verspürte eine bleierne Müdigkeit, die fast schon wehtat. Mein Blutdruck wurde von einem Apparat überwacht. Die Schwester brachte mir ihr Telefon – Luis war am Apparat. Die Sauerstoffmaske wurde etwas weggerückt, damit ich sprechen konnte. Ich fragte Luis nach der Zeit – es war 14 Uhr. Die Operation hatte also doch länger gedauert. Ich sprach nicht viel, registrierte, dass die Sonne durch das Fenster schien und antwortete auf alle Fragen nach meinem Befinden nur, dass ich furchtbar müde sei. Schließlich wurde die Sauerstoffmaske ganz abgenommen.

Die Schwester kam nochmals meinen Blutdruck messen und meinte erleichtert: »Man muss nur lange genug warten, dann normalisiert sich der Blutdruck wieder ...«

Ich kam mir vor Müdigkeit unendlich schwer vor, es tat wirklich weh. Um 14:30 Uhr war ich wieder in meinem Zimmer. Ich bemerkte erst jetzt meinen riesigen Druckverband am Kopf, speziell auf der rechten Seite bei meinem Ohr. Ganz langsam fühlte ich mich besser, wahrscheinlich taten die Infusionen ihren Dienst.

Es klopfte und ich bekam Besuch von Frau Wagenhofer und Herrn Schauperl. Sie hatten nicht gewusst, dass ich nochmals operiert worden war, waren daher leicht geschockt, als sie hörten, dass ich erst vor zehn Minuten aus dem Aufwachraum wieder ins Zimmer gekommen war und wollten auf der Stelle wieder gehen. Aber jetzt war ich richtig munter und redete furchtbar viel. Waltraud konnte nur ab und zu etwas einwerfen, Werner sagte fast nichts und ich redete munter drauflos. Ich erzählte ihnen von meiner »Rede«, die ich einmal bei einem BBS halten wollte, von meinen Affirmationen, kurz, mir fiel sehr viel ein und ich freute mich sehr über den schönen Blumenstrauß in »Sonnengelb«, den sie mir mitgebracht hatten.

Sie verabschiedeten sich bald darauf und ich wurde wieder schrecklich müde. Die Schwester brachte mir Tee, irgendwie war mir etwas flau im Magen und die schwere Müdigkeit drückte mich richtig ins Bett. Den Rest des Nachmittags verschlief ich.

Erst gegen 19 Uhr wurde ich einigermaßen wach. Frau Raser schaute kurz herein und erkundigte sich nach meinem Befinden. Sie bemerkte, dass die Operation doch länger gedauert hätte, als vorher angenommen und dass sie sich immer wieder bei den Schwestern nach mir erkundigt hätte. Sie freute sich, dass alles gut gegangen war.

Die Nachtschwester kam und erklärte mir, dass ich nur im Beisein einer Schwester aufstehen dürfe. Ich solle läuten, wenn ich auf die Toilette müsse. Ich war sehr durstig und trank meinen Tee, aber es tat mir nicht gut, denn er kam postwendend wieder hoch.

Das Erbrechen tat furchtbar weh. Ich läutete nach der Schwester und bekam eine Infusion gegen die Übelkeit. Langsam wurde mir besser. Gegen 20 Uhr läutete ich wieder nach der Schwester, damit sie beim Aufstehen dabei sein konnte. Es ging mir dabei sehr gut, mir war auch nicht schwindlig und ich schaffte es alleine – unter Aufsicht – auf mein Klo; das Problem war nur, dass der Harndrang zwar sehr stark war, aber es ging nicht. Ich bat die Schwester, im Zimmer zu warten, es ging nicht. Schließlich wurde sie zu einem anderen Patienten gerufen und ich versprach zu läuten, sobald alles erledigt war, um unter Aufsicht zurück ins Bett zu kommen.

So geschah es auch; auf dem Weg zurück zum Bett fiel mein Blick in den Badezimmerspiegel – und ich erkannte mich kaum wieder. Diesmal war mein ganzer Kopf eingewickelt und die rechte Seite war durch den Druckverband auf das Ohr noch stärker ausgeprägt. Ich sah aus wie ein Monster.

Luis kam gegen 20:30 Uhr und blieb bis 22 Uhr. Er sprach mir Mut zu und hielt meine Hand. Er beruhigte mich hinsichtlich meines Aussehens. Die vorgeschriebene Venenspritze ließ ich ebenso über mich ergehen wie weitere Schmerz-Infusionen.

Vor dem Einschlafen dachte ich ganz fest daran, dass ich zu Weihnachten zu Hause sein würde und auch nicht mehr stationär ins Krankenhaus müsse. Ich schlief gut in dieser Nacht.
Am nächsten Morgen durfte ich alleine aufstehen, da mein Blutdruck in Ordnung war. Auch zum Frühstück stand ich auf und setzte mich zum Tisch. Ich durfte auch selbst duschen.

Durch den Druckverband war ich zwar etwas beeinträchtigt, was das Hören auf der rechten Seite betraf, und auch mein Gleichgewichtssinn schien etwas darunter zu leiden, aber es war dies absolut nicht störend.

Es waren nun nur noch 14 Tage bis zum Heiligen Abend. Ich wollte unbedingt zu Weihnachten zu Hause sein und entwarf für mich eine Strategie, die ich mit aller Kraft und Willensstärke einhalten wollte.

Mittwochvormittag blieb ich noch im Bett und ruhte mich aus. Aber ich ging zur Kontrolle in die Ambulanz und verabredete mich mit Frau Raser zu einem Spaziergang am Nachmittag.

Wir gingen die Krankenhaus-Gänge auf und ab, wobei sie bei der Kehrtwendung die Seite wechseln musste, da ich durch den Druckverband auf dem rechten Ohr fast nichts hörte.

Es tat gut, sich gegenseitig Mut zu machen – auch sie wollte bald nach Hause gehen und wartete sehnsüchtig auf die Zustimmung der Ärzte. In den nächsten Tagen trainierten wir regelmäßig drei Mal am Tag und kamen oft auf über zwei Stunden »Gehzeit«.

Ich entschied weiterhin, tagsüber keinen Pyjama mehr zu tragen, sondern mich »ordentlich« mit Trainingsanzug und Leiberl anzuziehen. Auch legte ich mich nicht mehr unter die Bettdecke ins Bett, sondern setzte mich nur bequem aufs Bett zum Lesen. Ich entschied, »nicht mehr krank zu sein«, und rief mir immer wieder Dr. Wagners Worte ins Gedächtnis: »Das Blatt wird sich jetzt wenden.« Ich glaubte ganz fest daran und richtete mich daran auf.

Am zweiten Tag nach der Operation hatte Schwester Heidi wieder Nachtdienst. Sie freute sich, dass ich so brav spazieren ging. Was sie nicht wusste war, dass ich vor jeder Spritze wieder panische Angst hatte und durch fleißiges Gehen der Venenspritze entkommen wollte.

An diesem Abend hatten die Schwestern überaus viel zu tun und Schwester Heidi kam erst spät zu mir ins Zimmer.

Luis war schon da; er hatte mir – wie in den letzten Wochen auch – etwas zum Essen mitgebracht. Es hatte sich so »eingebürgert«, dass er mir mit Zustimmung der Schwestern jeden Abend, seit ich wieder brav zu essen begonnen hatte, etwas brachte. Einmal kam er mit Mortadella und Weißbrot, dann mit Lachsschinken oder Salami und Wiener Semmeln. Ich bekam das weiche Innere, er aß die Rinde und er schnitt mir alles klein, damit ich mir beim Essen leichter tat. Er brachte auch weiche Käsesorten mir – von denen manche ein sehr starkes Aroma hatten, so dass er immer lüften musste, bevor er ging. Er »organisierte« bei den Schwestern Teller und Besteck; bevor er ging, trug er alles wieder zurück in die Teeküche.

Es war dies unser einziges gemeinsames Essen und jedes Mal war es für uns beide eine große Freude.

Ich aß gut gelaunt und genüsslich, als Schwester Heidi mit der Venenspritze auftauchte. Sie ließ nicht mit sich verhandeln »einen Tag nach der Operation ist die Venenspritze noch notwendig«. Trotz meiner Hinweise, dass ich fleißig gegangen war – sie blieb unerbittlich – und ich ließ es ergeben über mich ergehen. Für den nächsten Tag schrieb sie jedoch einen Vermerk, dass keine Spritze mehr notwendig sei. Zufrieden aß ich weiter.

Nach zwei Tagen wurde der Druckverband entfernt und ich konnte durch den »normalen« Verband auf dem rechten Ohr wieder etwas besser hören, obwohl es im Kopf und besonders im Ohr immer etwas rauschte. Prof. Kärcher war zufrieden und so war ich es auch. Ich entschied, das kommende Wochenende im Krankenhaus zu bleiben, ich wollte bis zur endgültigen Entlassung im Krankenhaus bleiben und dann nur mehr zur Kontrolle in die Ambulanz kommen.

Die nächsten Tage vergingen relativ rasch; Prof. Kärcher untersuchte mich jeden Tag persönlich in der Ambulanz. Drei Mal am Tag ging ich mit Frau Raser spazieren, ich las, bekam Besuch und unterhielt mich mit den Schwestern und Ärzten. Mittlerweile war ich so etwas wie ein fester Bestandteil der Kiefer-Chirurgie geworden, es schien, als gehörte ich schon fast zum Inventar. Manchmal hatte ich das Gefühl, den Ärzten und Schwestern war sehr daran gelegen, dass ich bald nach Hause dürfe. Sie schienen mir ungeduldiger zu sein als ich selbst es war. Ich fragte nie, wann ich nach Hause dürfe, aber ich war absolut fokussiert auf »Weihnachten zu Hause«. Luis wartete mit dem Christbaum-Kauf ebenfalls auf mich.

Ich vereinbarte mit meiner Familie »keine Geschenke zu Weihnachten«, denn das größte Geschenk hatte ich ohnehin schon erhalten: mein neues Leben!

Am Freitagabend besuchte mich Frau Pommer. Sie brachte ein »Italienisches Abendessen« mit und wir hatten beide große Freude.

Das Wochenende blieb ich – wie ich es mir vorgenommen hatte – im Krankenhaus. Luis besuchte mich Samstag nach Dienstschluss und Sonntag blieb er von Mittag bis zum Abend.

Ich ging mit jedem Besuch spazieren und zwischendurch mit Frau Raser, die schon ungeduldig ihre Entlassung herbeisehnte. Ich übte fleißig mit meinen Spateln und schaffte bereits sechs Stück.

Zwischendurch befiel mich jedoch immer wieder Angst – Angst, dass wieder etwas eintreten könnte, was meine Entlassung verzögern würde. Ich sprach mit Frau Dr. Hattinger darüber. Sie zeigte mir Entspannungsübungen und sprach viel mit mir über meine Ängste. So bekam ich auch das besser in den Griff. Mein gesamtes Denken war in diesen Tagen jedoch auf das Wochenende vor Weihnachten ausgerichtet, an dem ich nach Hause gehen wollte. Als mir Prof. Kärcher nach der Ambulanz-Untersuchung am Montag dies auch von seiner Seite in Aussicht stellte, freute ich mich sehr.

Frau Raser durfte an diesem Montag nach Hause. Jetzt ging ich alleine die Krankenhaus-Gänge auf und ab.

Am Dienstag meinte Prof. Kärcher schließlich, es sehe alles so gut aus, ich könnte bereits am Mittwoch, 18. Dezember, entlassen werden, wenn es mir möglich wäre, zwei Mal in der Woche zum Verbinden in die Ambulanz zu kommen. Ich konnte es fast nicht glauben. Ich verständigte Luis, meine Eltern und Frau Pommer und alle freuten sich mit mir.

Frau Pommer hatte mir immer wieder angeboten, mich nach meiner Entlassung tagsüber in ihre Obhut zu nehmen und mich »aufzupäppeln«. Ihr Angebot nahm ich dankbar an.

Ich begann erst am Mittwoch nach dem Verbandswechsel meine Sachen einzupacken. Ich konnte es noch gar nicht fassen. Luis holte mich ab und brachte mich zu Frau Pommer. Sie erwartete uns bereits und strahlte übers ganze Gesicht. Ich richtete mich bei ihr häuslich ein und deponierte Zahnbürste und Zahnpaste in ihrem Badezimmer, die Hausschuhe vom Krankenhaus verwendete ich fortan bei Frau Pommer, ebenso meinen Jogginganzug.

Von der ersten Minute an wurde ich von Frau Pommer als »gesund« und als vollwertiges Familienmitglied aufgenommen. Nach einer kurzen Eingewöhnungsphase mit Kaffee meinte

sie plötzlich: »Ich muss noch einkaufen, ich fahre zum Hofer
– kommst mit?«

Wie aus der Pistole geschossen sagte ich »Nein!«

»Ja, wie du meinst, dann bleibst inzwischen da!« Bei diesen
Worten hatte sie wieder ihren gewissen Unterton …

Ich dachte kurz nach: Sie würde sicher nichts von mir verlangen, was ich nicht schaffen könnte, und so fuhr ich schließlich
mit.

Beim Hofer waren viele Leute, es war ja kurz vor Weihnachten; ich trug meinen Kopfverband und darüber einen Schal,
Augengläser und hielt mich krampfhaft am Einkaufswagen fest.
Es war alles sehr aufregend für mich. Im Nachhinein betrachtet
war dieser »Einkaufs-Ausflug« der erste von noch vielen folgenden »Härtetests« von Frau Pommer. Sie hatte gar nicht viel zum
Einkaufen, aber ich war – mit Ausnahme von Teresas Ball – das
erste Mal seit über neun Wochen wieder unter Menschen.

Zum Mittagessen gab es Suppe mit Tiroler Knödel. Ich schaffte zwei Knödel mit viel Suppenflüssigkeit. Frau Pommers Sohn
Martin aß mit uns zu Mittag; niemand verlor auch nur ein Wort
darüber, wie ich aß – ich schlürfte die Suppe und bei größeren
Stücken musste ich manchmal meine Finger zu Hilfe nehmen,
um diese in den Mund zu bekommen. Ich brauchte eine Stunde
zum Essen, den Tee trank ich nach wie vor mit Strohhalm.

Nach dem Mittagessen gingen wir erstmals eine kleine Runde
spazieren und danach durfte ich mich auf der Wohnzimmer-
Couch ausrasten.

Luis holte mich am Abend ab, richtete zu Hause das Abendessen und erledigte sonstige hauswirtschaftliche Tätigkeiten.

Morgens mussten wir relativ früh aufstehen, da ich 40 (!) Minuten fürs Frühstück brauchte.

Am Freitag fuhren wir zum Verbandswechsel in die Ambulanz
der Kiefer-Chirurgie. Prof. Kärcher war mit dem Heilungsverlauf zufrieden und wünschte mir ein schönes Wochenende. Die
Nähte wollte er noch bis nach Weihnachten belassen.

Luis brachte mich zu Frau Pommer; sie war immer sehr beschäftigt, insbesondere mit Weihnachts-Vorbereitungen. In
ihrem Arbeitsraum im Keller entstanden die tollsten Weih-

nachtsgestecke und kunstvolle Verpackungen ihrer Geschenke. Ich durfte überall dabei sein und half auch etwas mit. Ich musste mich aber stets sehr warm anziehen, denn ich fror ständig. Frau Pommer meinte, es fehle mir an »energetischer Wärme«. Alle meine Bewegungen waren sehr bedächtig – ich achtete auf Stufen, Teppiche und sonstige »Fallen«. Ich nahm unbewusst Schutzhaltungen ein und beim Spazierengehen hing ich krampfhaft an Frau Pommers Arm. Beim Einsteigen ins Auto, ebenso wie beim Aussteigen, achtete ich sorgsam auf meinen Kopf. Da meine rechte Backenseite noch immer sehr verschwollen war und ich ein Gefühl hatte wie nach zehn Betäubungsspritzen beim Zahnarzt, sprach ich auch sehr langsam. Beim Niederlegen und beim Aufsetzen im Bett spannte meine Narbe, so dass ich auch hier eine eigene »Technik« entwickelte, und ich schlief nach wie vor ausschließlich auf der linken Körperseite.

Die größte Herausforderung war für mich aber immer noch das Essen. Frau Pommer hatte einmal im Krankenhaus die Äußerung getan: »Es wird in Zukunft eine Freude sein, Frau Hager beim Essen zuzusehen, wie sie langsam und genussvoll jeden Bissen kauen wird …«
»Langsam« traf zu – »genussvoll« noch weniger, denn ich plagte mich sehr. Ich konnte jeden Bissen nur auf der linken Mundseite kauen, konnte nur mit dem Löffel essen, musste meist mit den Fingern nachhelfen und große Stücke schob ich durch meine Zahnlücke auf der linken Seite in den Mund. Ich bemühte mich redlich Kaffee trinken zu lernen – ohne Strohhalm – was manchmal auch ganz gut klappte, aber gleich darauf musste Frau Pommers Tischtuch zum x-ten Mal gewechselt werden. Ich verbrauchte jede Menge Servietten und behalf mich bei »gefährlichen« Mahlzeiten mit Wischweg-Tüchern, die saugten besser. Nach wie vor spürte ich auf der rechten Gesichtshälfte nichts. Ich spürte nicht, wenn mir Flüssiges aus dem Mund rann und ich spürte auch nichts, wenn mir etwas Klebriges im Mundwinkel oder auf dem Kinn hängen geblieben war.
Beim Zähneputzen fand ich meist noch Stücke von Gemüse und Salatblättern, Fleischfasern und Reiskörner in meiner rech-

ten »Hamsterbacke«. Manchmal musste ich nach dem Mittagessen auf meine Knie, um Nudeln, Reiskörner und widerspenstige Erbsen unter meinem Sessel aufzusammeln – ich hatte nicht gemerkt, dass sie mir aus dem Mund gefallen waren.

Manchmal überkam mich rechte Verzweiflung. Aber Frau Pommer half mir auch in dieser Hinsicht ungemein. Sie machte mir stets Mut. Ich hatte auch alle Zeit der Welt fürs Essen. Ich bekam auch Salat, den ich klein schneiden musste und einmal kochte sie Kartoffelrösti und extra für mich Käsekrainer. Mit den Käsekrainer hatte es seine eigene Bewandtnis, denn ich hatte im Krankenhaus spezielle Gelüste entwickelt, vor allem auf Sachen, die ich nicht kauen konnte, und dazu gehörten komischerweise auch Käsekrainer. Wochenlang hatte ich im Krankenhaus an Käsekrainer gedacht. Mein zaghafter Einwand, »die kann ich nicht essen ...«, wurde von Frau Pommer beiseite gewischt: »Man kann alles schneiden«, meinte sie. Und so geschah es dann auch: Ich teilte jedes Wurstrad in vier Teile und brauchte für ein Stück Käsekrainer und zwei Rösti eine volle Stunde. Aber ich schaffte es und freute mich über jeden meiner kleinen Erfolge.

So knapp vor Weihnachten gab es natürlich jede Menge selbst gebackene Kekse bei Frau Pommer und ich half beim »Verstauen« bzw. Einschichten in die verschiedenen Dosen und Schachteln. Natürlich durfte ich die Köstlichkeiten auch verkosten. Ich suchte mir die Kekse nach deren Höhe aus und so waren kleine Mürbteigkekse meine eindeutigen Favoriten. Lebkuchen und Nusskekse konnte ich nicht essen. Die Rumkugeln reizten mich jedoch sehr, aber mein Mund ging nicht so weit auf.

»Wozu gibt es Messer und Gabel?«, meinte Frau Pommer, brachte mir Teller und das Besteck und ich verzehrte erstmals in meinem Leben Rumkugeln mit Messer und Gabel.

Am Sonntag, 22. Dezember, fuhr Luis mit mir nach dem Mittagessen nach Laßnitzhöhe. Wir gingen spazieren und anschließend in die Kirche. Auf dem Nachhauseweg blieben wir bei einem Christbaumhändler stehen und kauften – wie wir es im Krankenhaus besprochen hatten – zusammen unseren Christbaum.

Den Heiligen Abend verbrachten wir ruhig zusammen mit Teresa. Es war für mich ein unbeschreibliches Gefühl, es geschafft zu haben, an diesem Tag zu Hause zu sein. Ich hatte plötzlich unendlich viel Zeit und keine Angst mehr, wieder ins Krankenhaus zu müssen.

Später am Abend riefen wir Verena übers Handy an und wünschten ihr Frohe Weihnachten. Sie war von Spanien nach Portugal gefahren – immer die Küste entlang – und wollte in der Folge die Iberische Halbinsel zur Gänze umrunden. Sie freute sich über meine Fortschritte und dass ich zu Hause sein konnte.

Teresa wurde nach Weihnachten krank, bekam fast eine Lungenentzündung und ich versorgte sie zu Hause. Die Tage vergingen still und friedvoll.

Zu Sylvester waren wir bei Frau Pommer eingeladen. Hübsch angezogen und meinen Kopfverband durch ein goldbesticktes schwarzes Seidentuch kaschiert fuhren wir vorher noch in die Kiefer-Chirurgie. Ich wusste, dass Schwester Heidi Nachtdienst hatte und wir brachten ein paar »Sylvester-Häppchen«, fabriziert und gespendet von Frau Pommer, auf die Station.

Die Freude war auf allen Seiten sehr groß – vor allem freuten sich Ärzte und Schwestern, dass es mir gut ging.

Bei Frau Pommer war es lustig und gemütlich; es waren auch einige junge Leute – Freunde von Julia und Martin – zugegen und ich fühlte mich sehr wohl und nahm erstmals eine ganze Mahlzeit mit Messer und Gabel ein!

Das Mitternachtsfeuerwerk wirkte auf mich wie noch nie, ich freute mich wie ein kleines Kind und konnte nicht aufhören zuzusehen. Es war nicht nur der Beginn eines neuen Jahres, für mich war es der Beginn meines neuen Lebens.

Bei der ersten Ambulanz im neuen Jahr wurde der erste Teil der Kopfnähte entfernt, eine Woche darauf folgte der Rest.

Ich brauchte jetzt auch keinen durchgehenden Kopfverband mehr, sondern nur mehr eine Abdeckung, die vor und hinter dem rechten Ohr mit Klebeband fixiert wurde. Prof. Kärcher erlaubte mir die erste »Kopfwäsche«, jedoch nicht auf der rechten Seite.

Was früher selbstverständlich war – nämlich sich die Haare zu waschen – erforderte jetzt eine genaue Planung.

Frau Pommer wagte sich über meinen Kopf. Zuerst probierten wir die richtige Position: linke Kopfseite über das Waschbecken, Mullbinde ablegen und meine rechte Hand hielt ich schützend über mein rechtes Ohr.

Es war eine absolute Prozedur. Meine Haare waren durch das wochenlange Tragen des Kopfverbandes und zwei operative Eingriffe mit Blutverlust völlig kaputt. Nach der ersten vorsichtigen Waschung griff Frau Pommer zur Schere. Meine Haare waren zum Teil richtiggehend »gebrochen« und von Blut- und Sekretresten teilweise wie auf die Kopfhaut betoniert.

Ich versuchte leise zu protestieren, sah aber ein, dass es keine andere Möglichkeit gab, als die Haare radikal abzuschneiden, vor allem auch, weil die abrasierten Stellen quer über den Kopf erst nachwachsen mussten. Frau Pommer schnitt von der Länge zehn Zentimeter und auch mehr, wusch die Haare noch zwei Mal, löste die restlichen »Betonbrocken« und konnte schließlich vorsichtig durchkämmen. Das Endergebnis konnte sich durchaus sehen lassen, die Haare waren jetzt zwar zwei Zentimeter kurz, aber es stand mir gut. Wir freuten uns beide sehr. Der nächste Schritt in mein neues Leben war getan.

In Network-Marketing standen zwei große Seminare vor der Tür. Am 18. Januar 2003 das BBS in Graz und schließlich der Wochenend-Kongress in Wien Ende Januar/Anfang Februar – die Karte hatte ich bereits in Leipzig geordert.

Ich nahm mir vor, das BBS als Test für mein Durchhaltevermögen zu nehmen und wollte mich erst danach entscheiden, nach Wien zum WES zu fahren. Übers Amtel hielt ich Kontakt mit meiner Upline und meinem Sponsor und gab auch meine Fortschritte über diesen Weg weiter.

Mit Frau Pommer besorgte ich Dekorations-Material für das BBS und half ihr bei der Herstellung der Bühnendekoration und der Tischgestecke. Es machte uns beiden viel Spaß.

Um die Mittagszeit fuhren wir mit den fertigen Dekorationen zum Veranstaltungshotel. Wir benötigten noch eine gute Stunde vor Ort, bis alles fertig war.

Zurück in Frau Pommers Haus machte sie mir die Haare und ich zog mich um. Es tat gut, wieder geschäftlich gekleidet zu sein und sich wieder etwas zu schminken.

Ich war schon recht müde, wollte jedoch unbedingt das BBS besuchen und so vereinbarten wir mit Luis, dass er nach Dienstschluss zur Pause nachkommen und mich dann nach Hause bringen sollte.

Auf der Fahrt zum Hotel wurde ich zunehmend nervöser. Ich äußerte meine Bedenken, wie die Leute auf mein verändertes Aussehen – den Abdeckstreifen über der Wunde, die große Delle unter der rechten Schläfe, das hängende rechte Augenlid und meinen verzogenen rechten Mundwinkel – reagieren würden.

Frau Pommer ließ mich reden und warf schließlich nur kurz ein: »Und was ist das alles gegen dein Leben? Es ist nicht dein Problem, wie die Leute reagieren, das ist ganz allein deren Problem!«

Ich beruhigte mich etwas, hatte aber doch weiche Knie, als

ich aus dem Auto stieg. Zum Glück hatte ich meine schönen hohen Pumps im Auto gelassen und ging in flacheren Schuhen mit Frau Pommer in den Seminar-Saal.

Es war ein unbeschreibliches Gefühl – die vielen Menschen, die Musik, das Licht. Ich merkte, wie mir das alles gefehlt hatte. Die Führungskräfte begrüßten und umarmten mich und mir wurde immer wieder gesagt, wie schön es sei, dass ich wieder dabei sei. Als mich Frau Ettl umarmte, begann ich zu weinen; ich hatte schon geahnt, dass mich die Emotionen überwältigen würden. Meine Upline, Frau Wagenhofer und Herr Schauperl umarmten mich und drückten mich an sich. Es war alles überwältigend für mich. Trotz aller Freude bemerkte ich jedoch, wie unsicher und übersensibel ich geworden war. Ich vermeinte auch, manch fragenden Blick zu verspüren, und in manchen Augen gewahrte ich leichtes Entsetzen.

Der Tools-Stand, den Familie Kohlmeier und Frau Pommer betreuten, war hinter der letzten Sesselreihe positioniert und ich fragte, ob ich dort Platz nehmen dürfe. Es war für mich wie eine ruhige Insel im Strom und ich fühlte mich geschützt und zwischen Frau und Herrn Kohlmeier sicher und geborgen; sie hatten mich liebevoll aufgenommen. Ich wusste auch, dass Herr Kohlmaier von Beginn meiner Krankheit bis dato in jeder Kirche, die er auf seinen Dienstreisen passierte, für mich Kerzen entzündet hatte.

Trotz großer Müdigkeit und leichter Schwäche hielt ich bis zur Pause durch. Luis kam und ich verabschiedete mich von den Führungskräften und den Geschäftspartnern. Auf der Fahrt nach Hause berichtete ich begeistert von meinen Eindrücken, fühlte mich aber leer und schwach. Ich spürte, dass mir noch einiges an Kraft und Substanz fehlte.

Die nächsten Tage vergingen mit vielen Überlegungen hinsichtlich des WES in Wien. Schweren Herzens sagte ich eine Woche vor dem Kongress ab.

Ich sprach mit meiner Sponsorin über die Situation und bekam Unterstützung zugesagt hinsichtlich meiner Geschäftspartner, die nach Wien fuhren. Es ist beruhigend, wenn man weiß, dass man Zeit hat, um sich zu regenerieren, dass jemand da ist, der im geschäftlichen Bereich Hilfe und Unterstützung gibt. Unser Geschäft ist einfach ein Geschäft mit Menschen und für Menschen. Dies wurde für mich immer klarer und es war fantastisch festzustellen, welche Persönlichkeiten in unserem Geschäft präsent sind und dass man mit ihnen zusammenarbeiten darf.

Das Wochenende des Seminars kam schnell. Ich dachte viel an meine Upline, meine Sponsorin und meine Geschäftspartner. Ich stellte mir die Sprecher vor und die Ehrungen.

Am Sonntagvormittag hielt ich es dann nicht mehr länger aus. Ich griff zum Telefon und rief meine Sponsorin, Frau Baumann, auf dem Handy an. Sie musste schon in der Seminarhalle sein und sie meldete sich tatsächlich. Ich sagte ihr, wie sehr ich die Atmosphäre, die positive Energie und alles vermisse und dass ich nur etwas von der Stimmung und der Musik hören wollte. Wir lachten beide und freuten uns.

Sie teilte mir mit, dass Herr Karl-Heinz Sunitsch am Vormittag sprechen würde und sagte, dass es doch ein Weg wäre, übers Handy einen Teil der Rede mitzuhören und so wenigstens etwas dabei zu sein. Ich war begeistert über diese Aussicht. Um ihren Akku zu schonen, legten wir auf. Kurze Zeit später läutete mein Telefon und Frau Baumann sagte mir, dass Herr Sunitsch nun sprechen werde, sie würde ihr Handy eingeschaltet lassen. Und so rief ich gleich darauf zurück und landete akustisch in der Rede von Herrn Sunitsch. Ich saß zu Hause in meinem Esszimmer und hörte bewegt und berührt die fantastische Rede. Und ich hörte nicht nur einen Teil, sondern die gesamte Rede bis zur Schlussmusik, der Musik aus dem Film »Der König der Löwen«. Zwischendurch weinte ich immer wieder vor Freude und Rührung und ich hatte zunehmend das Gefühl, dass er nur ganz allein für mich sprach. Es war alles so treffend. Nach Ende der Rede legte ich einfach den Hörer auf, zutiefst aufgewühlt und gerührt, aber auch unendlich stolz darauf, in diesem Geschäft sein zu dürfen.

Nach einem Waldspaziergang am Nachmittag wurde das Bedürfnis, Herrn Sunitsch zu seiner fantastischen Rede zu gratulieren, immer stärker. In meinem Kopf fügten sich Worte zu Sätzen und schließlich sprach ich all meine Gefühle auf seine Sprachbox. Nach einigen Tagen kam seine Antwort. Es waren bewegende und tief gehende Aussagen und ich heule noch heute, wenn ich sie mir wieder anhöre.

Schon seit der Zeit im Krankenhaus verspürte ich tief in meinem Innersten das Verlangen, über das, was ich erlebt habe, zu berichten.

Ein paar Tage nach dem Wochenend-Seminar war ich am Vormittag beim Wäschebügeln. Mir ging vielerlei durch den Kopf, vor allem die Rede von Herrn Sunitsch, dann meine Amtel-Nachricht an ihn, seine Antwort und vor allem immer wieder meine eigene »Rede«, die sich schon in den langen Krankenhaus-Nächten in meinem Kopf festgesetzt hatte. Ich dachte auch an meinen Wunsch, später, wenn ich Zeit hätte, mein Buch zu schreiben.

Später ??? – Warum später? *Jetzt !!!!* – Warum nicht jetzt!

Jetzt hatte ich Zeit und mein Buch im Kopf! Aus meiner Rede konnte ich vorerst ja ein Buch machen. Wie ein Blitz kam mir dieser Gedanke. *Ja – Jetzt! Just do it !!!* Oder, wie Bodo Schäfer es formulierte: »*SWIM* – so schnell wie irgend möglich!«

Ich ging zum Telefon. Als Erstes teilte ich Frau Pommer meinen Entschluss mit.

Sie meinte nur trocken: »Hab ich dir schon zu Weihnachten gesagt, du sollst alles aufschreiben, was passiert ist!«

Gut. Dann aufs Amtel, um meiner Upline und meiner Sponsorin das Vorhaben mitzuteilen. Die Antworten kamen umgehend – mein Entschluss war äußerst positiv aufgenommen worden. Und so begann ich sofort zu schreiben. Es war ganz einfach. Es war ja alles in meinem Kopf – wie auf einer Festplatte gespeichert. Ich musste es nur abrufen und zu Papier bringen. Ich wusste Daten, Uhrzeiten, die Namen aller Ärzte und Schwestern, die mich behandelt und betreut hatten, die Operationszeiten auf die Minute genau. Ich wusste sogar noch, mit welchen Menüs ich mich herumgeplagt und wer mich wann besucht hatte. Es war unwahrscheinlich – ich konnte sogar die Gefühle, die ich in den verschiedenen Situationen verspürt hatte, wieder hervorholen.

Ich schrieb mir alles von der Seele; ich träumte immer wieder davon, wie viele Menschen ich mit dem Buch erreichen konnte, um ihnen Mut zu machen, ihnen Kraft und Zuversicht zu geben. Ich wusste ja, wie viel mir selbst Bücher geholfen hatten. In erster Linie war es für mich aber eine Therapie und ein Aufarbeiten der Geschehnisse.

Die nächste Kontrolle in der Kieferchirurgie Anfang Februar brachte eine tolle Überraschung – Prof. Kärcher war mit dem Heilungsverlauf so zufrieden, dass er den nächsten Termin erst einen Monat später ansetzte. Vor lauter Freude fiel ich ihm um den Hals. Ich benötigte nun auch den letzten kleinen Abdeckverband nicht mehr.

Körperlich fühlte ich mich immer besser. Das »pampstige« Gefühl in meiner rechten Wangenseite bestand und besteht noch immer. Durch stetiges Üben geht der Mund aber weiter auf. Ich war jetzt auch überwiegend zu Hause und erledigte kleinere Haushaltsarbeiten und die Buchhaltung für die Trafik.

Frau Pommer hatte zwischendurch immer wieder diverse Belastungsproben für mich. Ich hatte viel zu lernen – darunter auch, wieder alleine mit dem Auto zu fahren.

Eines Tages telefonierten wir am Vormittag und sie lud mich zum Mittagessen ein, meinte aber, sie könne mich nicht abholen, aber ich könnte selbst fahren, die Straßen wären trocken, die Sicht gut und um die Mittagszeit wäre ohnehin wenig Verkehr. Ich entgegnete, dass ich bisher noch nicht aus der Garage gefahren war, da mir das Zurückblicken über die Schulter beim Rückwärtsfahren nicht gut gelang. Außerdem sei ich erst einmal etwas geradeaus gefahren – am Sonntagnachmittag im Beisein von Luis und da hatte er mein Auto aus der Garage gefahren. So eine zögerliche Ausrede ließ Frau Pommer nicht gelten.

»Fährst halt mit Rück- und Seitenspiegel, ist doch kein Problem – bist ja eh schon 1000-mal aus deiner Garage gefahren. Du musst es nur tun!«

Ich zog mich an und stieg in mein Auto. Ich konzentrierte mich und es gelang.

Ich stellte mein Auto wieder in die Garage zurück, auch das gelang.

Voll Freude rief ich zurück und Frau Pommer fragte: »Wo ist das Auto jetzt?«

»Ich hab es wieder in die Garage gestellt!«

Sie lachte und meinte: »Also kommst.«

Es klappte alles bestens. Ich wählte Hauptverkehrswege und geregelte Kreuzungen und ich fühlte mich sehr sicher. Es war ein unbeschreibliches Gefühl, wieder mobil zu sein.

Bei Frau Pommer angekommen fielen wir uns in die Arme und sie strahlte mich an und sagte: »Super Mädl! – Ich hab es ja gewusst, dass du es schaffst!«

Diesen Nachmittag schwebte ich auf Wolke sieben. Ich fuhr nach Hause, bevor es finster wurde. Da mein rechtes Auge noch immer nicht ganz schloss und durch die verringerte Tränenflüssigkeit auch sehr trocken wurde, bereiteten mir angestrengtes Schauen, entgegenkommende Lichter und dergleichen noch leichte Schwierigkeiten. Ich freute mich sehr, als ich Frau Pommer anrufen und sagen konnte, dass ich gut nach Hause gekommen war.

Jeder Tag hatte so seine kleinen und großen Herausforderungen für mich, aber schrittweise schaffte ich es, den Alltag wieder zu bewältigen.

Eine große Herausforderung bestand für mich noch immer darin, in das Geschäft meines Lebenspartners zu gehen. Es war wunderschön geworden, so wie wir beide es geplant hatten, aber für mich war natürlich alles absolut neu. Ich hatte zwar zu Hause die Buchhaltung nachgearbeitet, auch die Inventur gerechnet, Stundenberechnungen für die Angestellten erstellt, Rechnungen kontrolliert und Belege abgelegt, aber alles eben von zu Hause aus erledigt.

Luis stellte es mir frei zu kommen, aber Frau Pommer meinte, ich solle mir wenigstens ansehen, wie der Kassa-Abschluss, den ich früher immer alleine erledigt hatte, jetzt mittels des neuen Computer-Programms durchzuführen wäre.

Ich riss mich zusammen und fuhr ins Geschäft. Luis erklärte mir alles ruhig und geduldig. Ich war furchtbar nervös, kam mir blöd und nutzlos vor. Ich schrieb mir zwar jeden Schritt genau auf, aber ich bekam Kopfweh, wurde rasch müde und fühlte mich einfach schlecht. Was ich jahrelang mit links gemacht hatte, war mir nun fremd. Ich heulte sofort los, als ich einmal eine Taste zu früh drückte und das Programm abstürzte. Heute denke ich, dass ich Luis mit meinen Aussagen und teilweise heftigen Reaktionen sicherlich sehr genervt habe. Er blieb jedoch immer ruhig und gelassen und dafür und für seine grenzenlose Geduld mit mir bin ich ihm von Herzen dankbar.

Langsam wurde ich aber auch in dieser Richtung aktiver. Es ging mir nicht immer gut dabei. Manchmal genügte ein mitleidiger Blick eines Kunden, eine gut gemeinte Aussage, die ich prinzipiell falsch verstand, um mich später bei Luis auszuheulen. Ich weiß nicht, wie oft ich zu ihm gesagt habe, dass ich nicht mehr ins Geschäft kommen werde – ich hoffe, er hat nicht mitgezählt. Nach solchen Ausbrüchen tat es mir sofort wieder schrecklich Leid und ich entschuldigte mich auch, aber ich merkte, dass die seelische Genesung mit der körperlichen bei weitem nicht Schritt halten konnte. Offensichtlich hatte ich zu viel Kraft für meinen körperlichen »Wiederaufbau« gebraucht, so dass ich in solchen für mich belastenden Situationen nichts mehr zum »Zusetzen« hatte.

Frau Pommer rückte mir des Öfteren den Kopf wieder zurecht. Sie verstand meine Situation, konnte sich in mich hineindenken, sagte mir aber auch beinhart ihre Meinung. Das half immer.

Auch in Network-Marketing wurde ich wieder aktiv. Meine Sponsorin telefonierte mit mir, wir besprachen meine Ziele und die nächsten Schritte und ich besuchte erstmals wieder den Open-Plan in Graz und hatte auch eine Interessentin mit. Auch das Aus- und Einfahren in die Parkgarage des Hotels bereitete mir keine Schwierigkeiten. Ein paar Tage später hatte ich den Nachtermin und sie startete als meine neue Erstlinie. Es machte mich sehr stolz und gab mir viel Zuversicht. Network-Marketing ist einfach fantastisch. Fast ein halbes Jahr war ich außer Gefecht gewesen und nun startete ich einfach mit einer neuen Erstlinie.

Meine Geschäftspartner merkten auch, dass es mich wieder gab – ich startete Produkt-Aktionen, schickte Faxe und Kopien an alle und es machte wieder wahnsinnigen Spaß zu telefonieren, Produkte zuzustellen und Kontakte zu knüpfen.

Am 10. März hatte ich wieder Kontrolle bei Prof. Kärcher. Alles war bestens. Ich bekam für den zweiten Juni einen Termin für eine Magnet-Resonanz-Untersuchung meines Kopfes und sollte erst danach wieder zur Kiefer-Chirurgie. Prof. Kärcher meinte auch, dass einzig die verbliebene Delle neben der rechten Schläfe störend für die Ästhetik sei. Es wäre nicht einfach, aber könne operativ korrigiert werden.

Ich wehrte heftig ab – ich wolle keine Operation mehr. Er meinte beruhigend, dass man ohnehin erst in einem Jahr diese Korrektur vornehmen könne.

Ich habe also Zeit, über alles in Ruhe nachzudenken – inzwischen werden die Haare ja auch wieder länger und man kann die Delle vielleicht durch die Frisur etwas verstecken.

Drei Monate bis zur nächsten Kontrolle! Ich fühle mich super!!!

ANHANG

An manchen Tagen ist alles ziemlich schwer. Ich sehe in den Spiegel und betrachte meine zwei Seiten – die linke, schönere Gesichtshälfte, meine Schokoladen-Seite! Dann die rechte, die starke Delle, das hängende rechte Augenlid, die noch immer nicht intakte Mimik. Eine mir noch immer fremde Seite.

Ich weiß, dass ich noch einen weiten Weg vor mir habe, um meine Schattenseite zu akzeptieren, mich so anzunehmen, wie ich jetzt eben bin. Trotz der großen Dankbarkeit über den letztlich doch positiven Verlauf bin ich zuweilen unzufrieden mit mir, überkommt mich manchmal Verzweiflung. Ich bin mitunter auch ungerecht gegenüber meinem Partner und meinen Töchtern. Manchmal treffe ich Aussagen, die mir gleich wieder Leid tun und dafür entschuldige ich mich bei dir, Luis. Du bist ein wunderbarer Partner. Du hast mich oft getröstet, mir immer wieder gesagt, dass für dich nur mein gutes Herz zählt, dass es dir egal ist, wie ich aussehe. Du leistest Großartiges in deinem Geschäft, arbeitest hart – für uns.
Ich danke dir für alles, ich liebe dich.

Ich danke auch dir, Teresa und ich entschuldige mich für so vieles, was ich auf dich abgeladen habe. Du hast mir so viel Kraft gegeben, und du hast diese auch für dich sehr schwierige Zeit alleine geschafft. Du bist so tüchtig und ich bin unendlich stolz auf dich und liebe dich sehr.
Ich bin auch stolz auf dich, Verena. Du hast in den letzten Monaten Süd-Europa »umrundet«, Frankreich durchquert und

Italien von Nord nach Süd erforscht. Du lebst meinen Traum von Freiheit mit allen Konsequenzen aus. Es gehört eine große Portion Mut und Stärke dazu, so zu leben, aus der Normalität auszubrechen. Ich liebe dich dafür.

Meine Eltern – ihr ward immer für mich da, habt mich bestärkt, mir Mut gemacht. Ich danke euch, ich liebe und verehre euch!

Frau Pommer – dir danke ich von Herzen für dein geduldiges Zuhören, für dein »Mutmachen« und für so vieles mehr. Ich danke dir dafür, dass du mich in mein Leben wieder zurückgeführt hast und ich danke dir auch für deine zahlreichen nachdrücklichen »Aktionen«, mich aus meinem Schneckenhaus herauszuholen. Danke!

Mein Weg war in den letzten Monaten kein leichter, aber ich bin ihn gegangen und habe ihn auch bewältigt. Ich habe ein riesiges Gebirge überquert, falle manchmal noch in tiefe Löcher, komme aber immer schneller wieder heraus und gehe meinen Weg weiter.

Ich habe noch viel vor und danke Gott, dass er mir die Zeit dafür geschenkt hat.

Ich bin unendlich dankbar für mein zweites Leben!